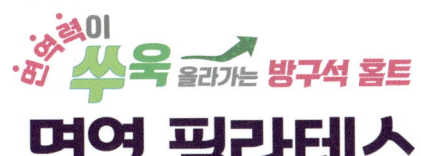

면역 필라테스

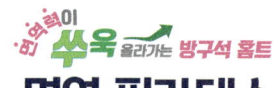
# 면역 필라테스

**저자** 채용현 · 박지윤 · 이선주
**감수** 황선환

초판 1쇄 발행 / 2021년 1월 7일

발행인 / 양원석
발행처 / DH미디어
등록번호 / 288-58-00294
전화 / (02)2267-9731
팩스 / (02)2271-1469
표지디자인 / 홍주연
내지디자인 / 최연정, 강희진
마케팅 / 노영호, 김태훈
모델 / 강천일, 김은정, 고지민
사진 / 김명집
영상 / 이승찬

ISBN 979-11-90021-12-8  13690
정가 12,000원

※ 이 책의 저작권은 DH미디어가 소유합니다. 저작권법에 의하여 대한민국 내에서 보호받는 저작물이므로 DH미디어의 사전 서면 허가 없이 이 도서의 일부라도 전자, 기계, 복사, 기록 또는 다른 방법으로 복사하거나 전송할 수 없습니다.
※ DH미디어는 대한미디어의 취미, 실용, 스포츠 전문 브랜드입니다.
※ 잘못 만들어진 책은 구입처 및 DH미디어 본사에서 교환해 드립니다.

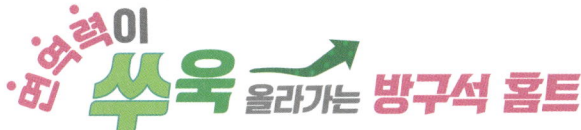 면역력이 쑤욱 올라가는 방구석 홈트

# 면역 필라테스

채용현 · 박지윤 · 이선주 공저
황선환 감수

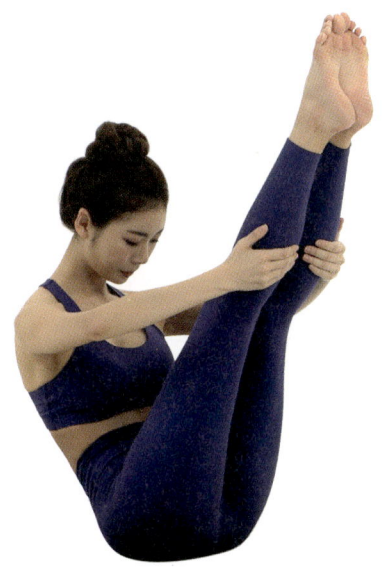

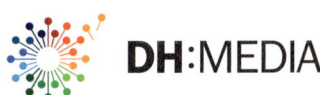

# Preface 머리말

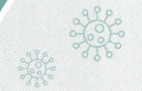

사스, 메르스, 코로나19 등 점점 강력해지는 바이러스 질환이 지구촌을 덮치고 있다. 앞으로 어떤 변종 바이러스가 창궐할지 모른다는 불안감이 엄습한다. 분명한 건 환경 변화에 따라 새로운 세균과 바이러스는 앞으로도 끊임없이 인류의 건강을 위협할 것이라는 사실이다.

바이러스의 위험으로부터 벗어날 수 있는 근본적인 방법은 무엇일까?
가장 확실한 방법 두 가지가 있다. 인위적으로 백신을 투여하여 우리 몸이 그 바이러스에 저항할 수 있는 항체를 만들어 내거나, 내 몸속 면역력을 강화하는 것이다. 백신을 선택해도 좋지만, 운동을 통해 내 몸의 면역력을 기르는 것이 가심비가 좋아 보인다. 게다가 운동은 평소의 건강을 유지하기 위해서도 꼭 필요하니 말이다.

수많은 임상 경험을 보유한 호르몬 클리닉을 운영하고 있는 전문의 채용현 원장과 국내 필라테스계의 대가 박지윤 원장, 이선주 박사가 그동안 면역에 관해 연구하면서 얻은 면역력 증진에 특별히 도움이 되는 필라테스 운동 비법을 공개한다. 간단하고 부드러운 필라테스 운동으로 자율신경계 균형 회복, 림프 흐름 촉진, 면역 호르몬 자극으로 근본적인 건강을 유지하고 체감도를 향상시키는 비법이 담겨 있다. 운동을 동영상으로 볼 수 있도록 QR코드도 넣었다.

면역 필라테스 운동법은 단순히 근육이나 근력을 키우는 운동이 아니다. 면역에 관련된 신체 조절 기능을 강화하는 의학에 기반을 둔 운동이다. 책을 보는 것에서 그치지 말고 실천하는 것이 중요하다. 하루 중 30분은 항상 비워 두어라. 바이러스와 싸워 이겨내기 위해서는 꾸준히 30분 실천하기가 필요하다.

이 책을 펼쳤다면 지금 여기서! 동작 하나를 선택해서 시작하자. 아무쪼록 면역 필라테스의 효과가 널리 알려져 많은 분들의 면역력 증진에 활용되길 기대한다.

2020 가을, 저자 일동

# 필라테스 효과 관련 논문

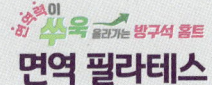

※미국국립의학도서관(US National Library of Medicine) 및 국립보건원(National Institutes of Health) 등 국제 논문에서 필라테스가 림프 순환, 면역력, 수면의 질에 미치는 긍정정인 효과가 입증되었으며, 미국의 유명한 대학병원인 클리브랜드 클리닉 등에서도 필라테스를 환자들에게 공식적으로 사용하고 있다.

비교적 오랜 시간의 필라테스 운동은 노인들의 면역 시스템을 자극하고 변화시키는 데 효과적일 수 있다. 노인들은 면역력을 강화하고 건강을 증진시키기 위해 필라테스 운동을 하는 것이 좋다. …

_「Journal of Health Promotion Management」

필라테스 운동은 림프부종 환자의 부종의 양, 기능적 상태, 그립 강도 및 삶의 질에 긍정적인 영향을 주었다. …

_「European Journal of Breast Health」

필라테스 기반의 운동과 지압은 여성의 수면 질을 효과적으로 향상시킬 수 있다. 두 가지 기법은 모두 폐경 후 수면의 질을 향상시키기 위한 효과적인 대안 및 보완 방법으로 적용할 수 있다. …

_「Iranian Journal of Nursing and Midwifery Research」

심장질환 예방을 위한 최고의 운동은 유산소 운동이다. 필라테스는 에어로빅 프로그램(걷기, 사이클, 수영 등)의 탁월한 대체수단이다. 특히 필라테스의 잠재적인 스트레스 감소 기능은 장기간의 심장 건강을 증진시킨다. …

_「Cleveland Clinic ; Pilates and Heart Disease Prevention」

# Contents 차례

머리말 _ 5

## I 면역과 운동

### 1. 면역이란? _ 10
- 면역, 왜 중요한가?
  - 깨알상식! 코로나 19의 2가지 감염경로
  - 깨알상식! 코로나 19 예방 키포인트
- 면역계의 방어 원리
- 면역세포의 활동 공간
- 면역기능의 균형
  - 깨알상식! 나를 공격하는 '자가면역 질환' VS 과도한 면역 반응 '알레르기'
- 면역기능을 활성화시키는 방법

### 2. 운동은 왜 면역에 좋을까? _ 17
- 첫째, 면역세포를 활성화한다!
  - Tip! 면역 올리기 충분한 수면, 꿀잠 자기
- 둘째, 전신의 순환을 개선한다!
  - Tip! 면역 올리기 체온을 올려서 혈액 순환을 돕기
- 셋째, 스트레스를 조절한다!
  - Tip! 면역 올리기 햇빛 비타민
  - Tip! 면역 올리기 웃음으로 뇌 호르몬을 분비시키자!

### 3. 면역력을 기르는 운동 방법 _ 23
- 적절한 운동강도
  - 깨알상식! 지나친 운동은 NG! 적절한 운동이 BEST!
- 운동시간은 1주일에 3번 30분 이상
- 호흡으로 긴장 풀기
  - 영양 Tip! 운동시 면역기능 유지에 필요한 영양소
- *Check Check _ 지금 내 면역력은?*

## II 필라테스 맛보기

### 1. 필라테스의 원리 _ 30
### 2. 필라테스, 이런 점이 좋다! _ 32
- 영양 Tip! 영양사 협회가 선정한 면역력을 높이는 10대 식품

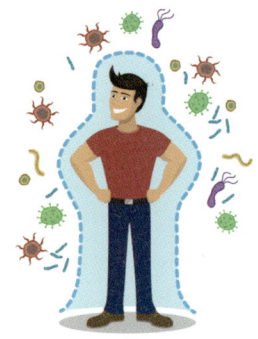

# III 실전! 면역엔 필라테스

## 1. 자율신경 균형 필라테스 _ 38

- 면역계를 조절하는 자율신경계
- 과도한 스트레스가 어떻게 면역력을 억제하는가?
- 부교감신경의 활성화를 통한 심신의 균형찾기

### 실전! 동작 따라하기 1

- 꼭 기억하기! 필라테스 호흡법
- 교감신경 활성화 동작
  - 깨알상식! 적절한 스트레스는 생산성을 높인다!
  - Check Check _ 스트레스가 쌓이기 쉬운 10가지 타입
- 부교감신경 활성화 동작

[정리운동]
- Tip! 면역 올리기 부교감신경을 활성화하는 목욕
- 영양 Tip! 스트레스 해소에 좋은 마그네슘과 가바

## 2. 림프액 순환을 돕는 필라테스 _ 60

- 면역세포의 통로! 림프계
- 몸 전체에 분포된 림프절과 림프액

### 실전! 동작 따라하기 2

[정리운동]
- Tip! 면역 올리기 림프 마사지 기본 법칙!
- Tip! 면역 올리기 몸의 기능을 최적화하는 물 마시기
- 영양 Tip! 림프 순환에 도움을 주는 식품들

## 3. 면역기능을 강화하는 숙면 필라테스 _ 80

- 잠은 왜 자야할까?
- 수면과 면역력은 어떤 관계?
  - 깨알상식! 수면시간과 자율신경의 관계
  - 깨알상식! 숙면 10계

### 실전! 동작 따라하기 3

[정리운동]
- 영양 Tip! 숙면에 도움이 되는 음식 Best 4

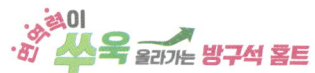

# 면역 필라테스

각종 **바이러스 질환**이 우리를 위협하는 요즘 유일한 방어체계는 우리 몸의 **면역력**뿐이다!

면역력을 키우기 위해서 생활 속에서 손쉽게 실천할 수 있는 방법은 무엇일까?
바로 적당한 강도의 규칙적이고 **꾸준한 운동**이다.

우선 면역에 대한 궁금증을 풀어 보고 면역력을 강화하기 위해 **왜 운동을 해야 하는지** 알아보자.

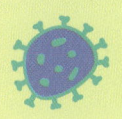

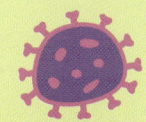

"믿을 수 있는 건 내 몸의 면역력"

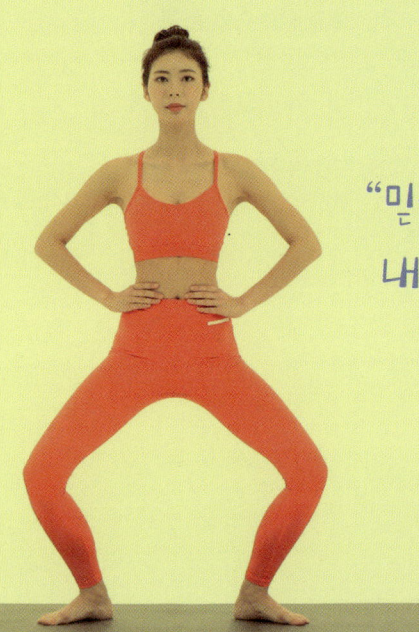

# PART I
# 면역과 운동

1. 면역이란?
2. 운동은 왜 면역에 좋을까?
3. 면역력을 기르는 운동 방법

[일러두기]

※ 이 책은 일반 대중에게 유익한 정보를 제공하고자 기획되었습니다. 이 책의 모든 내용은 오직 정보 목적으로만 사용되어야 하며 특정 질환에 대한 의학적 진단이나 치료의 대안이 될 수 없으므로 독자들은 운동을 시작하기에 앞서 또는 일반적이거나 특수한 건강상 문제에 대해서는 전문가의 의학적 도움을 구하고 의사와 상담을 해야 합니다. 저자와 출판사는 이 책에 나오는 특정 치료법 운동 절차 조언이나 기타 정보를 추천하거나 지지하는 것이 아니며 특히 이 출판물의 내용을 직간접적으로 사용하거나 적용한 결과로 유발된 손해나 위험에 대해 책임을 지지 않습니다.

# 1 Chapter
# 면역이란?

사람은 살아가면서 질병을 유발하는 물질로부터 꾸준한 공격을 받는다. 이러한 질병으로부터 우리 몸을 보호하고자 하는 방어 체계가 바로 면역이다. 면역(Immunity)의 어원은 자신의 몸을 보호하는 능력을 일컫는다. 면역은 세균, 바이러스, 진균, 기생충과 같은 외부의 감염원뿐만 아니라, 몸속에 있는 해로운 암세포로부터 우리 몸을 보호하는 역할도 한다.

## ★ 면역, 왜 중요한가?

100세 이상 장수하는 건강한 노인은 면역세포가 일반인에 비해 10배나 많다는 연구 결과가 있다. 튼튼한 면역력은 장수의 가장 큰 요인이며, 작게는 감기에서부터 크게는 암에 이르기까지 대부분의 질병을 미리 예방하고 치료하는 데 큰 역할을 한다.

면역의 균형이 깨질 경우 감기나 대상포진과 같이 감염에 관련된 질병에 쉽게 노출된다. 피곤하면 부풀어 오르는 입술 주위의 수포나, 입안이 허는 구내염도 면역기능이 떨어져서 발생하는 질병이다. 면역계의 균형이 흐트러지면 노화가 빨리 진행될 수 있고 세포기능이 저하되며 만성 질환에 걸리기 쉬워진다. 즉, 면역은 모든 질병의 시작이자 끝이라고 할 만큼 건강에 중요한 역할을 한다.

## 면역 필라테스

> **깨알상식!** 코로나 19의 2가지 감염경로

❶ **접촉감염**: 감염자가 자신의 입이나 코 등을 만지면서 손에 바이러스를 묻힌 후에 물건을 만지면 그 물건에 병원체가 묻게 된다. 이후에 다른 사람이 동일한 물체를 만지게 되면 병원체가 점막에 부착되어 감염된다.

❷ **비말감염**: 감염자가 재채기나 기침을 하면 공기 중에 확산된 액체 입자, 즉 비말(飛沫)에 포함된 병원체가 다른 사람의 점막에 부착되어 감염된다.

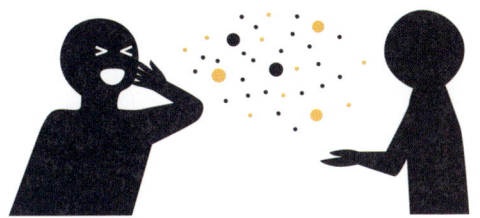

### 코로나 19 예방 키포인트

| | |
|---|---|
| 손씻기 | 접촉감염에 의한 바이러스를 씻어내는 가장 중요한 예방법 |
| 입 안 헹구기 | 목 점막에 부착된 바이러스를 씻어내는 예방법 |
| 환기 | 공기 순환을 통해 바이러스를 외부로 배출하는 예방법 |
| 알콜 소독 | 손을 씻을 수 없을 때 사용하는 방법 |
| 마스크 쓰기 | 감염을 확대시키지 않기 위한 예방법 |

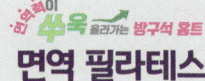
## 면역 필라테스

### ★ 면역계의 방어 원리

우리 몸의 외부 1차 방어막은 눈, 코, 호흡기, 소화기, 비뇨기 같은 피부와 점막, 그리고 여기서 분비하는 침, 땀, 눈물, 점액, 위산, 오줌 등이다. 침입한 병원균을 1차 방어막에서 물리치는 데 실패하게 되면 2차 방어막인 면역세포(백혈구)들이 활동하여 병원균을 잡아먹는다. 여기서 한 단계 더 나아가면 한번 홍역에 걸려본 사람은 평생 다시 홍역에 걸리지 않는 것처럼 한 번 몸 안에 침투한 바이러스에 대해서는 항체가 생성되어 그 바이러스에 대한 면역이 생긴다.

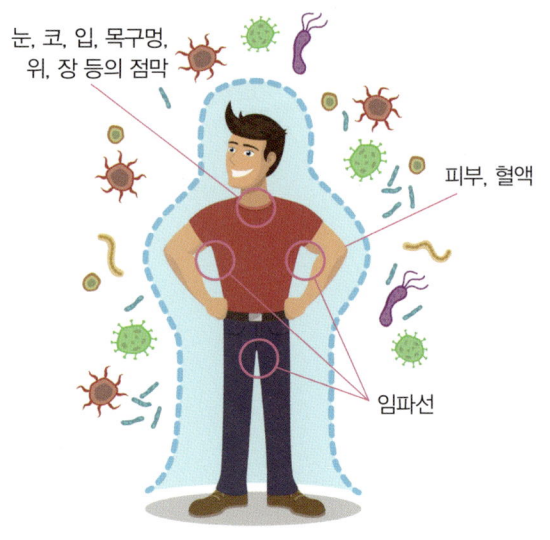

| 인체의 주요 면역 시스템 |

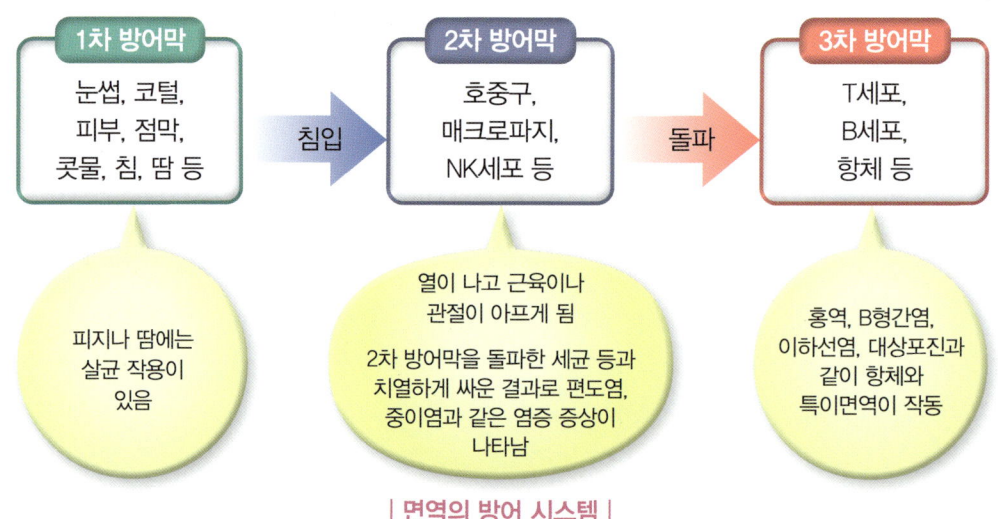

| 면역의 방어 시스템 |

## ★ 면역세포의 활동 공간

면역계의 주인공은 백혈구로 통칭되는 면역세포들이다. 면역세포가 주로 만들어지는 곳은 골수인데, 면역세포는 골수에서 생성되어 혈액으로 들어가서 상주한다. 면역세포는 혈액 안에 있다가 몸 내부에 침투한 병원균을 만나면 공격하여 물리친다.

면역기능이 제대로 작동하려면 백혈구 뿐만 아니라 면역기능을 조절하는 화학물질들(사이토카인 등)과 림프조직도 함께 활동해야 한다. 개개의 면역세포들은 독자적으로 활동하는 것이 아니라 다른 면역세포들과 서로 유기적으로 연결되어 협력함으로써 우리 몸의 면역기능을 유지시킨다. 면역계 역시 자율신경계, 호르몬을 담당하는 내분비계 등과 밀접하게 영향을 주고받으며 작동하여 우리 몸을 보호하고 있다.

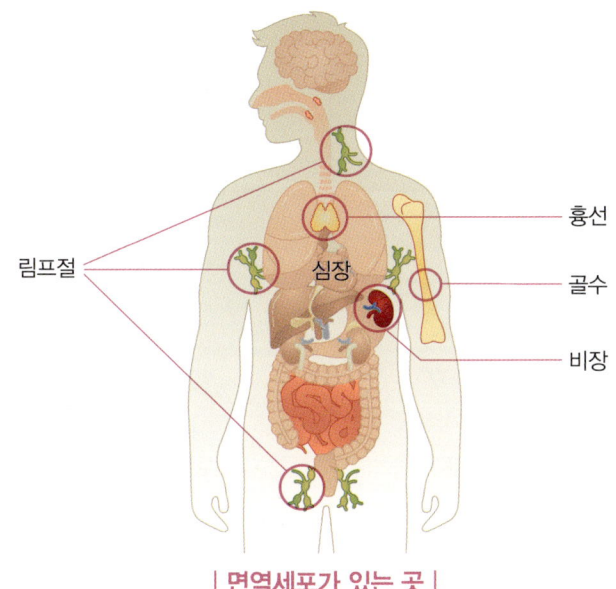

| 면역세포가 있는 곳 |

# 면역 필라테스

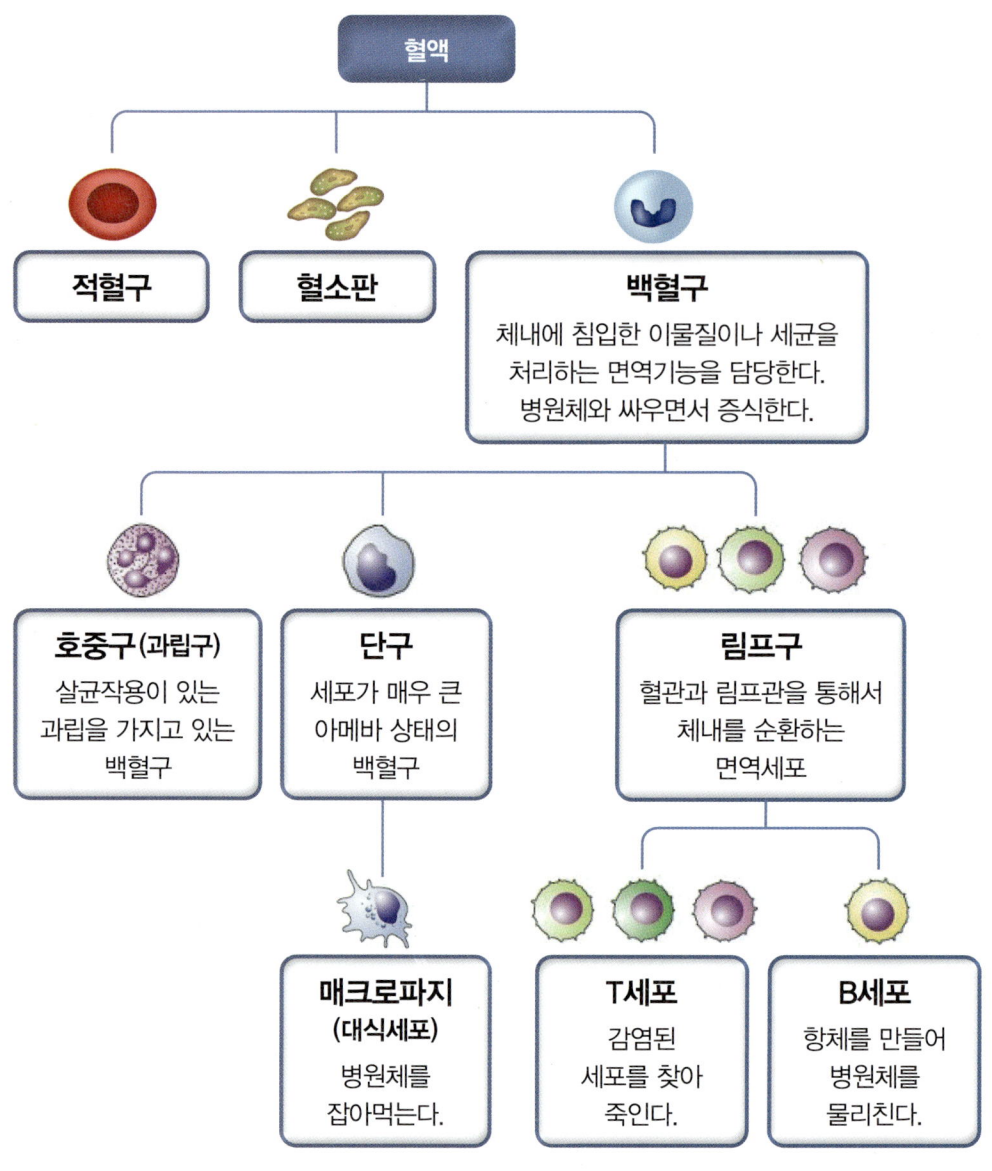

| 혈액 속 면역세포의 종류와 기능 |

## ★ 면역기능의 균형

이와 같이 우리 몸은 자신을 지킬 수 있는 힘을 내부에 지니고 있다. 그런데 면역력이 강하면 강할수록 좋을까? 아니다. 면역세포가 약하면 병원균을 물리칠 수 없지만 너무 강하면 자신을 공격하게 된다. 알레르기와 자가면역 질환은 면역이 지나쳐서 일어나는 질환이다. 면역기능의 균형을 찾고 향상시키는 일상 속 방법은 무엇일까?

**깨알상식!** 나를 공격하는 '자가면역 질환' VS 과도한 면역 반응 '알레르기'

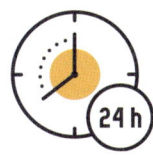

**자가면역 질환**은 면역계의 기능 이상으로 인해 병원균이 아닌 자신의 신체 조직을 공격하여 특정 장기에 염증을 일으키는 병이다. 자가면역 질환은 생활 습관, 호르몬의 영향, 스트레스가 주요 원인으로 작용하는 것으로 추정되며 류머티스 관절염, 빈혈, 인슐린 의존성 당뇨 등이 해당된다.

**알레르기**는 꽃가루나 집먼지, 진드기와 같이 우리 몸에 해롭지 않은 물질에 대해 과도한 면역반응을 일으키는 질환이다. 아토피, 비염, 천식은 대표적인 알레르기 3대 질환으로, 환절기 등 면역기능이 저하되는 시기에 증상이 심하게 나타난다.

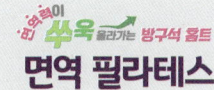
**면역 필라테스**

## ★ 면역기능을 활성화시키는 방법

우리 몸 안의 면역기능을 향상시키려면 우리 스스로 실천해야 한다. 면역력에 영향을 주는 주요 요소들은 생활 습관과 밀접하게 관련되어 있다. 일상 속 생활 습관에 주의를 기울이는 것만으로도 놀랄만큼 면역력을 향상시킬 수 있다. 생활 속 면역력 실천 방법은

**첫째, 규칙적인 중저강도 운동**
**둘째, 마음과 몸의 스트레스 관리**
**셋째, 충분한 휴식과 수면**
**넷째, 영양의 균형이 잡힌 식사**

로서 매우 단순하지만 꾸준히 실천해야 면역기능을 향상시킬 수 있다. 이 중에서 우리가 지금 바로 실천해야 할 지침은 <u>규칙적이고 자신의 신체 상태에 알맞은 운동을 하는 것</u>!

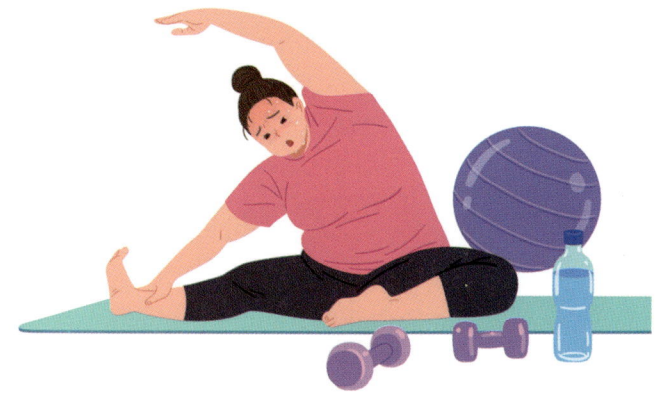

## 2 Chapter
# 운동은 왜 면역에 좋을까?

꾸준하고 규칙적인 중저강도 운동이 면역력을 강화한다는 사실은 여러 연구를 통해 검증되었다. 중저강도 운동으로는 필라테스, 걷기, 요가, 수영, 조깅 등을 들 수 있다. 갑작스러운 고강도 운동은 스트레스로 작용하여 오히려 면역기능을 약화시킬 수 있으니 주의해야 한다. 운동이 어떻게 면역에 좋은지 하나씩 알아보기로 하자.

### ★ 첫째, 면역세포를 활성화한다!

운동을 하면 면역세포가 활성화되고, 근육에서 면역력을 조절하는 물질들이 분비되어 면역기능을 강화시킨다. 운동 시에 면역세포들의 활동은 평상시에 비해 급격히 증가하는데, 운동을 마친 후에도 증가를 멈추지 않으며, 운동 이후 24시간 동안 활동을 유지한다.

운동은 면역세포의 수와 기능을 유지하는 데 도움을 준다. 예를 들어, 주요 면역세포를 생성하는 면역기관인 흉선은 나이가 들면 점차 작아지게 된다. 규칙적인 운동은 이러한 흉선의 감소를 어느 정도 억제한다.

# 면역 필라테스

또한 운동은 신체에 충분한 휴식을 가져오는 수면의 질적인 향상을 유도하여 면역기능을 증가시킨다. 수면 시에 뇌는 면역기능을 향상시키는 물질들을 분비하여 손상된 세포를 치유한다. 병에 걸리면 자꾸 졸리운 데 바로 이런 치유 작용을 몸이 원하기 때문이다.

### Tip! 면역 올리기 — 충분한 수면, 꿀잠 자기

질 좋은 수면은 우리 몸의 면역력을 높이는 가장 쉬운 방법이다. 천연수면제라 불리는 멜라토닌은 밤 10시에서 새벽 2시 사이에 활발하게 분비되므로 이때 잠자리에 들면 숙면을 취하는데 도움이 된다. 낮에 햇빛에 노출되어 생성된 세로토닌 호르몬은 밤이 되면 멜라토닌으로 전환되므로 낮에 야외 활동량이 많았던 날은 밤에 숙면을 취하게 된다.

규칙적으로 자고 일어나는 생활 습관을 유지하는 것은 숙면에 도움이 된다. 하루 8시간 이상 수면을 취하도록 하고, 짧게나마 낮잠을 자서 부족한 잠을 보충하자. 충분한 수면과 질 좋은 숙면으로 면역력을 높이자.

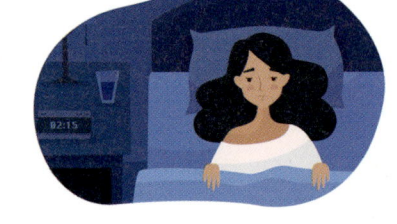

## ★ 둘째, 전신의 순환을 개선한다!

운동은 심혈관계를 튼튼하게 하여 혈액 순환을 좋게 한다. 운동으로 활발해진 혈액 순환은 혈액 속에 있는 면역세포들을 전신으로 빠르게 순환시킴으로써 신체의 면역기능을 향상시킨다. 운동을 통해 혈액 순환이 개선되면 우리 몸의 노폐물과 같은 염증성 물질이 땀이나 소변으로 신속하게 배설되는 효과를 가져온다. 이런 원리

## 면역 필라테스

로 운동은 염증 수치를 떨어뜨려서 몸을 보호한다.

운동은 혈액 순환 이외에도 전신의 순환을 원활하게 한다. 운동은 폐기능을 향상시켜 혈액 속에 산소를 공급하고 이산화탄소를 배출하는 흐름을 원활하게 하여 면역세포가 제 기능을 하도록 도와준다. 또 면역기관인 림프액이 원활하게 전신을 순환하도록 돕는다.

> **Tip! 면역 올리기**
>
> ### 체온을 올려서 혈액 순환을 돕기
>
> 체온이 1℃만 올라가도 면역력이 5배 높아지고 체온이 1℃만 내려가도 면역력은 30% 정도 떨어진다. 가장 쉽게 체온을 높이는 방법은 운동이다. 하루 30분 이상 주 3회 이상 운동을 하여 기초대사량을 올리면 체온을 높일 수 있다. 몸을 따뜻하게 유지하고 체온보다 조금 높은 따뜻한 물에서 반신욕이나 족욕을 하는 것도 기초 체온 올리기에 좋은 방법이다.
>
> **체온이 신체에 미치는 영향**
>
> | 체온 | 영향 |
> |---|---|
> | 36.5~37℃ | 면역력과 기초대사량이 함께 높아지는 이상적인 상태. |
> | 36~36.5℃ | 특별한 문제는 없지만 저체온의 전 단계라고 할 수 있음. |
> | 35.5~36℃ | 자율신경실조증이나 배설기능의 저하 등 일상생활에 문제가 생김. |
> | 35~35.5℃ | 저체온의 시작. 35.5℃는 암세포가 가장 활발히 번식하는 체온이라고 알려져 있음. |
> | 35℃ 이하 | 자기 생각대로 몸이 움직여지지 않게 됨. 30℃ 이하가 되면 생명이 위험함. |

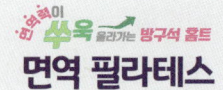

## ★ 셋째, 스트레스를 조절한다!

　면역기능을 억제하는 스트레스에 대한 대책은 운동이다. 스트레스가 만성화되면 자율신경계의 균형이 깨지고, 스트레스 호르몬이 계속 분비되어 면역세포나 면역물질의 활성화가 억제된다.

　스트레스를 받으면 호르몬 분비를 조절하는 시상하부가 뇌하수체를 자극하여 부신에서 스트레스 호르몬인 코르티솔을 분비한다. 면역조직과 세포의 활동을 억제하는 코르티솔이 만성적으로 과도하게 분비될 경우 면역력이 떨어지게 된다. 운동은 교감신경에 직접적인 영향을 미치며 정서적으로도 긍정적으로 작용하므로 스트레스 해소에 매우 중요하다.

　또 운동은 뇌의 활동을 활성화하여 행복감을 느끼는 호르몬인 엔돌핀과 세로토닌 호르몬을 방출함으로써 스트레스를 감소시켜 면역세포를 활성화시킨다.

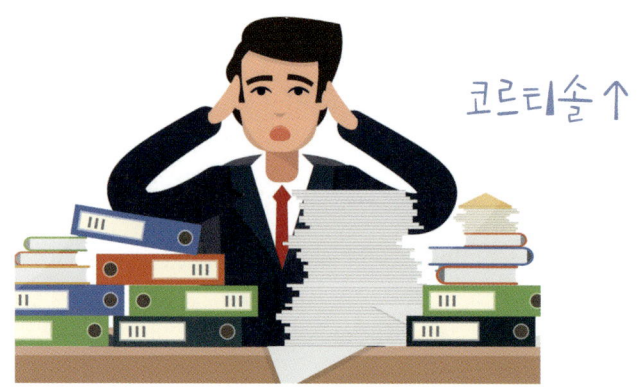

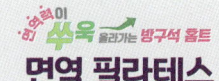

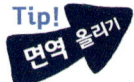 햇빛 비타민

햇빛을 쬐면 몸 속에서 비타민 D를 생성하고, 세로토닌을 분비한다. 비타민 D는 면역 세포와 엔돌핀을 활성화시키고, 세로토닌 호르몬은 우울한 기분을 경감시킨다.

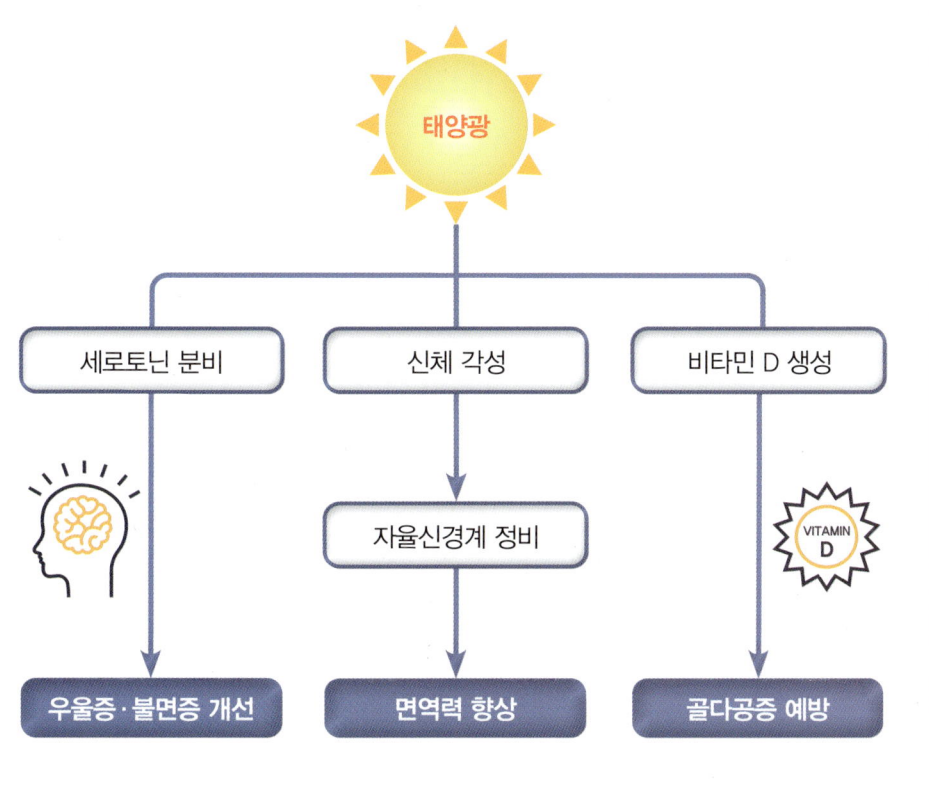

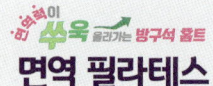
# 면역 필라테스

 **웃음으로 뇌 호르몬을 분비시키자!**

### β-엔돌핀
뇌에서 생성되는 물질이다. 모르핀의 6.5배가 넘는 진통작용을 한다. 행복감을 느끼게 하며, 면역력과 저항력을 높인다.

### 세로토닌
신경전달물질로서 신경 안정에 큰 영향을 끼친다. 세로토닌이 부족하면 우울증을 일으키는 원인이 된다.

**이러한 뇌의 호르몬이 면역세포를 활성화시킨다.**

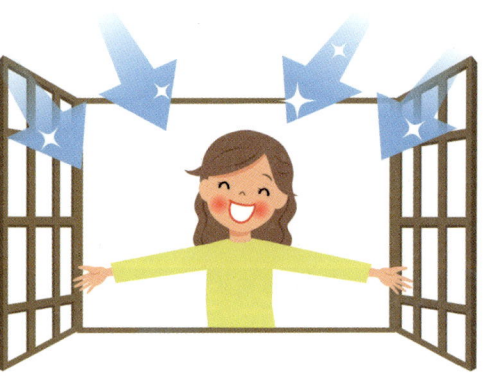

# 3 Chapter
# 면역력을 기르는 운동 방법

적절한 강도의 운동과 규칙적이고 꾸준한 운동, 스트레스 조절을 위한 호흡법으로 면역력을 기르자!

### ★ 적절한 운동강도

너무 약한 강도는 운동 효과가 떨어지고, 너무 과격한 운동은 신체에 스트레스로 작용하여 오히려 독이 된다. 개인에게 맞는 적당한 강도의 근력 운동과 유산소 운동 그리고 호흡 운동이 면역에 도움이 된다. 일반적으로 숨이 약간 차고 땀이 촉촉하게 나는 정도가 좋다. 최대운동능력을 100으로 했을 때 60~80% 내외의 범위가 적절하다. 단, 운동을 안 했던 사람의 경우에는 60% 내에서 시작하는 것이 바람직하다.

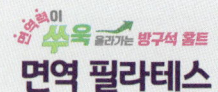

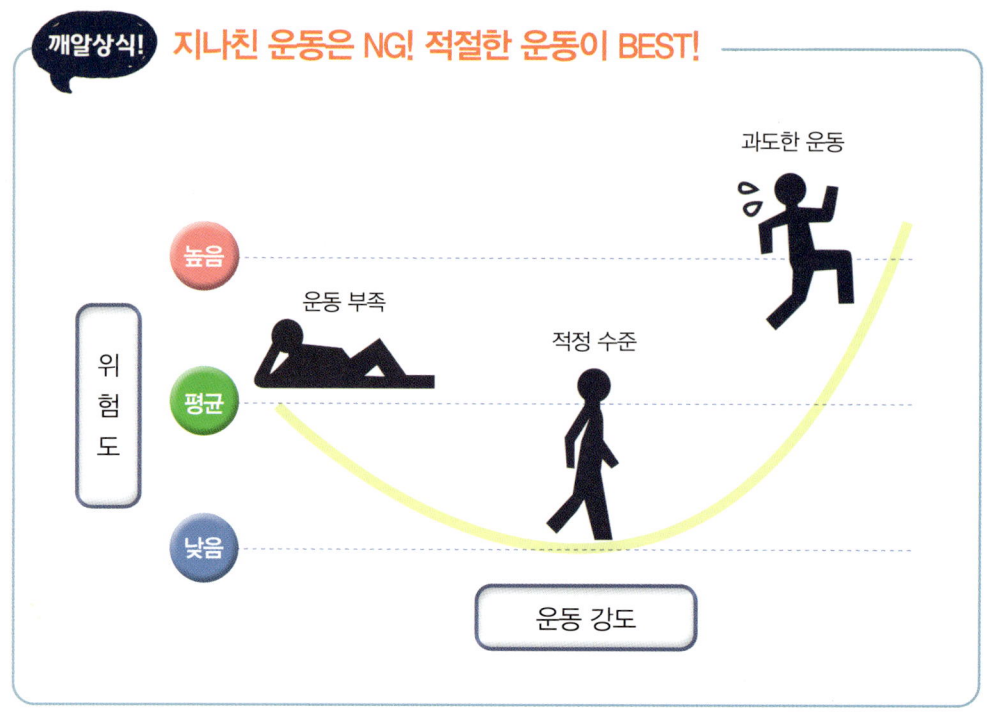

### ★ 운동시간은 1주일에 3번 30분 이상

운동을 할 때 주로 사용되는 에너지원은 탄수화물과 지방이다. 중저강도 운동을 할 때 탄수화물을 에너지원으로 사용하다가 30분이 지나면서 점차 지방을 에너지원으로 사용한다. 지속 시간은 30분에서 1시간 사이로, 빈도는 일주일에 세 번 정도가 적당하다.

"1주일 3번 30분 이상"

## ★ 호흡으로 긴장 풀기

호흡은 스트레스 호르몬을 낮추는데 많은 도움을 준다. 스트레스로 긴장하게 되면 심호흡을 통해 즉시 이완하면서 풀어주는 것이 좋다. 운동과 함께 호흡을 조절한다면 면역기능 강화에 더욱 좋은 효과를 가져올 것이다.

### 이 장을 나가며

**면역엔 운동!**

실생활에서 면역력을 증진시키기 위해서는 규칙적인 중저강도의 운동이 필수적이다. 규칙적인 운동은 면역세포의 수와 기능에 영향을 미치며, 혈액순환을 도와주고, 면역력을 억제하는 스트레스 호르몬의 방출을 조절하는 효과를 가져온다. 운동을 꾸준히 이어나가는 것이 중요하므로 편한 마음으로 재미있게 할 수 있는 운동을 찾아보자. 그러한 운동 중에 필라테스를 적극적으로 추천한다.

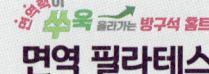
# 면역 필라테스

 **운동 시 면역기능 유지에 필요한 영양소**

운동은 꼭 필요하지만 영양소가 충분하지 못한 상태에서 진행하면 오히려 면역력을 저하시킬 수 있다. 적절한 영양소의 공급은 면역기능이 떨어지지 않게 하는 데 매우 중요하다. 운동과 함께 다음 영양소들을 챙겨서 면역력을 유지하자!

1. **탄수화물**은 운동할 때 스트레스 호르몬이 면역체계를 교란하는 것을 방지한다. 귀리, 메밀, 바나나, 고구마, 오렌지, 블루베리, 자몽 등에 풍부하다.

2. **단백질**은 감염, 홍역, 설사, 결핵 등과 같은 면역 결핍에 의한 질병 발생율을 낮춘다. 육류와 생선, 치즈, 우유, 계란 등에 풍부하다.

3. **비타민 C**는 감염물질로부터 몸을 보호하고 면역기능을 향상시켜 피로를 빨리 회복시킨다. 도라지, 무, 배, 콩나물, 사과, 귤, 밤에 많이 함유되어 있다.

4. **비타민 E**는 세포 노화를 막으며 암에 대한 방어 체제를 구축한다. 식물성 기름, 기름기 있는 생선, 견과류 등에 풍부하다.

5. **아연**은 피부를 건강하게 유지하고 손상된 면역세포를 활성화하도록 돕는다. 그러나 과다하게 섭취하면 오히려 면역기능에 손상을 준다. 효모, 밀눈, 굴, 콩에서 섭취할 수 있으며 비타민 E와 함께 섭취하면 더 좋은 효과를 얻을 수 있다.

6. **글루타민**은 신체의 모든 세포가 성장하는 데 필수적이며, 면역세포가 정상적으로 기능하는데 중요한 아미노산이다. 스트레스를 받으면 글루타민의 수치는 확연히 떨어지므로 격렬한 운동을 한 후에는 글루타민이 포함된 음식을 섭취하여 면역력 저하를 막아야 한다. 육류, 해산물, 양배추 등에 풍부하다.

## 면역 필라테스

**Check Check**

### ✅ 지금 내 면역력은?

- ☐ 감기에 쉽게 걸린다.
- ☐ 몸이 날씨 변화에 민감하다.
- ☐ 손발이 잘 붓는다.
- ☐ 배변 후 잔변감이 있다.
- ☐ 물을 마시는 데도 소변 횟수가 적다.
- ☐ 땀을 잘 흘린다.
- ☐ 쉽게 화를 내는 편이다.
- ☐ 늘 기분이 우울한 편이다.
- ☐ 일주일에 운동을 한 번도 하지 않는다.
- ☐ 생활이 불규칙하다.
- ☐ 잠을 잘 자지 못한다.
- ☐ 충분히 잠을 자도 피로가 안 풀린다.
- ☐ 아침에 일어나기가 힘들다.
- ☐ 채소를 거의 안 먹는 편이다.
- ☐ 식욕이 없다.

**※ 나의 면역력 점수는?**

Yes가 5개 이상이면 면역에 신경써야 할 때, 10개 이상이면 경고~.
면역 필라테스를 즉시 시작하세요.

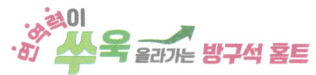
# 면역 필라테스

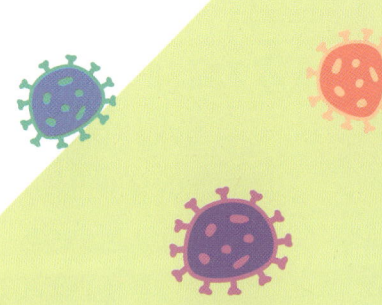

　필라테스의 창시자인 조셉 후버투스 필라테스(Joseph Hubertus Pilates, 1883~1967)는 몸이 선천적으로 약했고 류머티즘, 천식 그리고 구루병을 앓았다. 이에 굴하지 않고 건강을 회복하기 위해 스스로 여러 방법을 연구하기 시작했고, 권투, 펜싱, 레슬링, 요가 등 다양한 운동을 이용해 자신만의 운동 프로그램을 개발해 내었다. 그는 마인드 컨트롤을 통한 근육의 움직임, 즉 몸과 마음의 완전한 조화를 목표로 하는 조절학(contrology)이라는 운동법을 창시하여 일생 동안 자신의 철학과 운동을 전파하는 데 심혈을 기울였다. 이러한 노력은 결실을 맺었고 그의 이름을 딴 필라테스라는 운동은 현재 전 세계에 걸쳐 많은 대중들에게 사랑받고 있다.

　필라테스는 일상에서 바르고 안정적으로 움직일 수 있도록 도와주는 운동이다. 힘들고 강도 높은 여타의 운동과는 달리, 필라테스는 물 흐르듯 부드러운 동작 속에서 자연스럽고 탄력있는 몸을 만들어 주는 운동이다. 무너졌던 몸의 기반과 생체 리듬을 바로잡으면서 손쉽게 면역과 건강을 지킬 수 있는 종합적인 운동인 필라테스! 이 장에서 필라테스의 원리와 장점들을 살펴보자.

# PART II
# 필라테스 맛보기

1. 필라테스의 원리
2. 필라테스, 이런 점이 좋다!

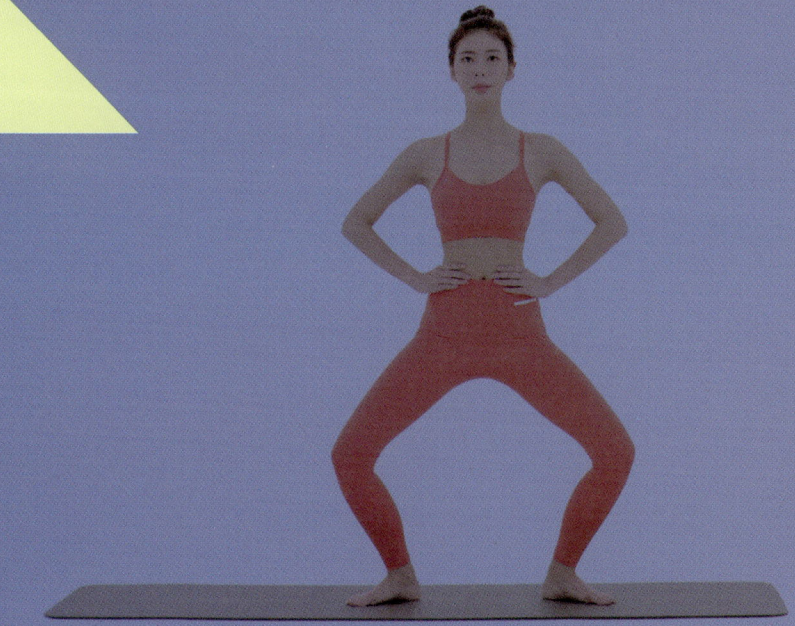

# 1 Chapter
## 필라테스의 원리

필라테스는 스트레칭과 호흡이 기본이 되는 운동이므로 관절과 허리에 무리를 주지 않지만 잘못된 자세로 운동하면 오히려 몸에 해로울 수 있으니 주의해야 한다.

필라테스의 각 동작은 호흡과 조화를 이룰 때 운동 효과를 높일 수 있다. 필라테스 운동은 정해진 순서에 따라 반복하여 실시하는 방식이므로 동작의 정확도가 매우 중요하다. 각 동작의 움직임과 연결에 정신을 집중해야만 몸과 마음의 균형을 이루고 조절 능력을 향상시킬 수 있다.

필라테스의 이러한 기본 원리는 신체의 유연성과 요통 방지, 근육통 및 상해 예방에 효과적이며, 운동 능력 향상과 척추 교정 및 재활에 효과적이다.

## ★ 필라테스의 8가지 주요 원리

### 1. 호흡(Breath)
필라테스의 핵심요소로, 호흡과 운동을 함께할 때 운동 효과가 극대화된다. 호흡은 긴장된 근육을 이완시켜주어 최적의 신체 조건이 되도록 하며, 스트레칭 효과를 유도하고, 폐활량을 증가시킨다.

### 2. 집중(Concentration)
운동하는 동안 몸의 정렬과 안정화에 집중해야 바른 운동을 수행할 수 있다.

## 면역 필라테스

### 3. 조절(Control)
필라테스는 컨트롤로지(contrology)라고 부를 만큼 모든 동작이 조절을 통해서 이루어진다. 동작 수행에 대한 조절이란 자유롭게 움직일 수 있는 능력을 일컫는다.

### 4. 중심(Centering)
모든 움직임은 몸의 중심에서 시작한다는 원리로, 중심은 코어(core), 즉 복부 및 둔부, 등허리를 구성하는 파워 하우스(Power House)를 의미한다. 중심화는 복부 안정성을 유지하여 높은 강도의 동작을 안전하게 수행할 수 있도록 도와준다.

### 5. 정확성(Precision)
정확성은 신체를 바르게 유지하고 움직이는 것으로, 조셉 필라테스는 정확한 자세와 호흡을 통해 확실한 운동 효과를 이끌어낼 수 있다고 하였다.

### 6. 흐름(Flow)
동작을 수행하는 동안 자연스럽게 지속되도록 움직임의 연속성이 있어야 한다.

### 7. 대립(Opposition)
대립은 척추를 중심으로 안정된 자세를 유지하면서 그 반대쪽으로의 이동을 통해 신체를 늘여주는 동작이다. 척추를 좀 더 건강하고 바르게 유지하기 위한 아주 중요한 요소다.

### 8. 관절 가동 범위(Range of Motion)
관절의 가동 범위는 근육과 인대, 근막과 같은 섬유조직의 길이나 유연성에 영향을 받는다. 필라테스를 통하여 관절의 가동 범위를 증가시키기도 하지만 척추와 관절의 불안정을 초래할 때는 오히려 가동 범위를 줄여 안정화를 유도하여 신체의 균형을 이루게 한다.

## 2 Chapter

## 필라테스, 이런 점이 좋다!

필라테스는 면역력 강화에 필요한 중저강도의 유산소 운동이면서도 즐겁고 재미있게 실행할 수 있기 때문에 다른 운동보다 꾸준히 지속할 수 있다. 필라테스만이 가진 장점들을 살펴보자.

**첫째,** 필라테스는 재활 운동, 근력 운동 등의 종합운동이면서 누구나 <u>쉽게 접근할 수 있는 중저강도의 유산소 운동</u>이라는 특징이 있다. 필라테스는 유산소 운동과 같이 <u>심혈관 기능을 강화</u> 시켜주는 효과가 있다. 운동강도가 높지 않고 신체에 부담을 주지 않으면서 흥미롭고 쉽게 할 수 있는 운동프로그램이다. 걷기와 달리기와 같은 유산소 운동은 많은 운동 시간을 요구하므로 흥미를 잃기가 쉬우며 규칙적으로 운동을 하기가 어렵다. 이에 반해 필라테스는 용이하게 접근할 수 있는 중저강도의 운동으로 운동 습관과 지속성을 기를 수 있는 효과적인 운동이다. 주로 누워서 하는 동작이기 때문에 관절에 무리가 가지 않고 중력의 영향에서 상대적으로 자유로우며, 통증 없이 일정 강도로 운동을 지속할 수 있기 때문에 여성과 중년층, 노년층이 하기에 알맞다.

**면역 필라테스**

<u>**둘째,** 필라테스만의 호흡을 통해 긴장을 완화</u>시킨다. 호흡은 건강을 확인하는 중요한 방법이다. 호흡은 의식하지 않아도 항상 이루어지고 있다고 생각하기 쉽다. 하지만 특정한 순간에 호흡을 멈추는 경우가 발생하는데, 호흡을 멈추면 근육이 긴장을 하게 되어 부적절한 자세를 취하게 되며, 이런 상황이 자주 반복되면 스트레스의 한 요인이 된다. 자연스러운 호흡에 맞추어 동작 역시 자연스럽게 이루어지도록 유도하는 것이 필라테스의 목적이다. 호흡이 잘 이루어지면 심신의 긴장이 이완되어 스트레스가 해소되는 동시에, 필라테스 동작의 스트레칭 능력이 향상된다.

**셋째,** 필라테스는 신체의 유연성을 증가시키고 근육을 강화하는 동시에 <u>심신의 안정을 가져다 주는 심리적 효과</u>가 있다. 스스로 자신의 신체를 조절하고 통제할 수 있다는 것은 현대인의 심리적 안정에 필수적인 요소이다. 필라테스는 자신의 몸을 긍정적으로 인식하게 하여 정서적 안정과 행복감을 느끼게 하는 운동이다.

### 정리! 필라테스 운동의 장점들!

- 관절이나 허리에 무리가 없다.
- 심신의 건강을 유지할 수 있다.
- 몸 안쪽 근육을 단련하여 균형있는 몸을 만들어 준다.
- 내 몸의 근육을 인지하면서 움직임을 조절할 수 있다.
- 필요한 경우, 기구의 도움을 받아 운동할 수 있다.
- 남녀노소 누구나 배울 수 있다.

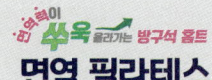
## 면역 필라테스

**영양 Tip!** 영양사 협회가 선정한 면역력을 높이는 10대 식품

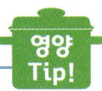
1. **마늘** 천연항생제 및 항균제로 다양한 질병으로부터 몸을 보호한다. 류마티스 관절염 등 각종 염증을 완화하고 혈압 및 콜레스테롤 수치를 낮춰준다.

2. **현미** 중금속 및 각종 독소를 배출해주며 감마오리자놀 성분이 면역세포를 활성화시켜 항암 작용을 한다. 하지만 소화기능이 약할 경우 소화가 안될 수 있으므로 발아현미 등을 이용하거나 쌀을 많이 불려서 밥을 짓고 꼭꼭 씹어 먹어야 한다.

3. **파프리카** 베타카로틴이라는 성분이 들어있다. 이 성분은 항암효과가 좋아서 암세포들이 생성되는 것을 억제시켜주며, 눈 건강에도 좋다.

4. **고구마** 강력한 항산화 성분인 베타카로틴(비타민 A)과 비타민 C가 풍부하게 들어있어 염증과 변종세포로부터 몸을 보호해주고 면역력을 높여주어 감염과 질병을 막아준다.

5. **고등어** 오메가-3, 지방산, 핵산이 풍부하여 혈중 콜레스테롤 수치를 낮춰주고, 혈액 순환 및 혈류 개선에 도움을 주며, 심혈관질환을 예방해준다. 특히 오메가-3의 성분은 뇌 건강에 좋다.

6. **돼지고기** 적당히 섭취하면 콜레스테롤의 증가를 억제하여 성인병 예방과 피부 미용에 도움을 준다. 고추나 마늘과 함께 섭취하면 기력 증진과 피로 회복에 좋다.

7. **홍삼** 홍삼 속의 사포닌 성분은 면역력을 높여주고 각종 질병예방, 혈액 순환 등에도 도움을 준다. 대표적으로는 항암효과를 들 수 있는데 진세노사이드 성분이 암을 억제하며 증상을 개선해준다고 한다. 홍삼은 열이 많은 식품이라 몸이 찬 사람에게만 효과가 있고, 몸에 열이 많은 사람에게는 권장되지 않는다.

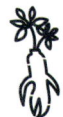
8. **표고버섯** 항산화 성분인 셀레늄이 항암작용을 한다. 또 비타민 B는 불안과 초초함, 스트레스를 풀어준다. 햇볕에 말리면 항암작용과 항바이러스에 좋은 리보핵산 성분이 증가한다고 한다.

9. **견과류** 호두, 잣, 아몬드, 땅콩과 같은 견과류에는 단백질, 식이섬유, 그리고 비타민 E, 셀레늄 같은 항산화물질이 함유되어 있다. 견과류의 섭취는 암에 대한 저항력을 높인다.

10. **요구르트** 유산균은 면역력 증진, 뼈 건강, 소화 개선, 변비 등에 효과가 있다.

## 면역 필라테스

**이 장을 나가며**

필라테스는 유산소 운동이면서 장소와 시간을 구애받지 않고 혼자서 시행할 수 있는 운동 프로그램이다. 이 책에서 소개하는 필라테스는 매트만 있으면 손쉽게 진행할 수 있다. 동작 하나 하나가 어렵지 않게 반복적으로 진행되므로 혼자서 편하게 집중하여 따라할 수 있다.

면역기능을 향상시키려면 꾸준한 중저강도의 유산소 운동이 필요하다. 면역기능을 올리고 긍정적인 자신을 마주할 수 있는 운동, 지금 필라테스를 시작해보자!

> " In 10 sessions you will feel the difference, in 20 sessions you will see the difference, and in 30 you will have a new body."
>
> \- Joseph Pilates

> 10번 필라테스를 하고 나면 느낌이 다르며,
> 20번 필라테스를 하고 나면 눈에 보이는 것이 다르고,
> 30번 필라테스를 하고 나면 완전히 새로운 몸을
> 가질 수 있을 것이다.
>
> \- 조셉 필라테스

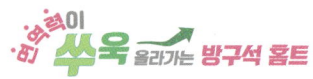
# 면역 필라테스

코로나19 같은 바이러스는 인체의 면역력이 약해졌을 때 특히 치명적이다. 운동량이 부족할수록 면역력과 체력이 급격히 줄어 바이러스에 감염되기 쉽다. 중저강도의 유산소 운동인 동시에, 몸과 마음을 함께 조절하여 스트레스를 감소시키는 운동인 필라테스!

특별한 준비가 필요 없다. 바닥에 매트를 깔고 핸드폰으로 책 속의 QR코드를 찍어 동영상을 플레이하면 준비 끝! 가벼운 마음으로, 자신의 페이스 대로, 면역력을 기르자.

이 장에서는 면역기능 강화에 최적화된 필라테스 동작들을 소개한다.

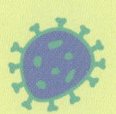

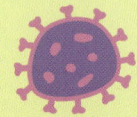

## PART III
# 실전! 면역엔 필라테스

1. 자율신경 균형 필라테스
2. 림프액의 순환을 돕는 필라테스
3. 면역기능을 강화하는 숙면 필라테스

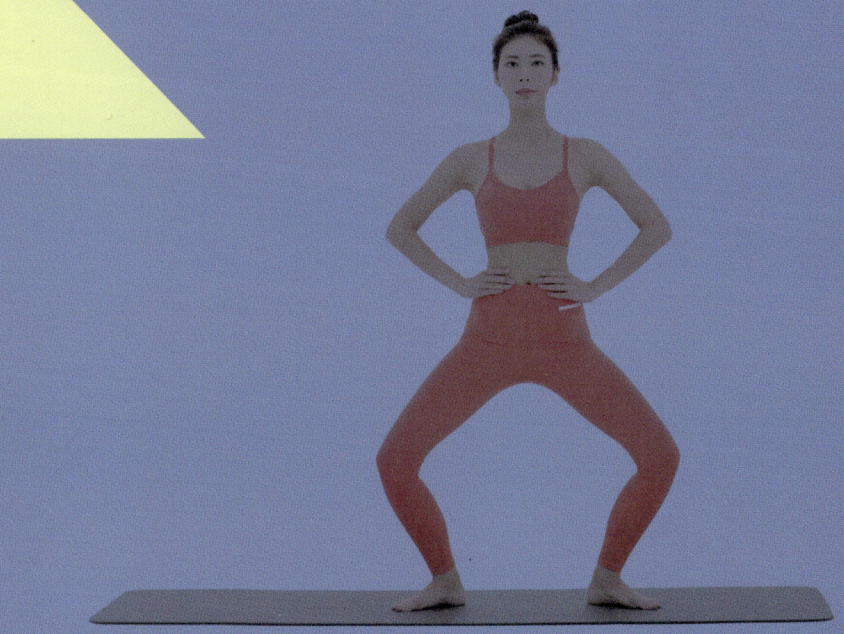

# 1 Chapter
# 자율신경 균형 필라테스

일상의 스트레스나 긴장을 해소하지 않고 그대로 방치하면 몸의 면역력이 약화된다. 스트레스 조절은 면역기능 유지에 필수적이다. 스트레스에서 벗어나 원래의 몸 상태로 돌아가기 위해서는 호흡에 집중된 필라테스를 행하여 자율신경계의 부교감신경을 활성화시키는 것이 중요하다.

이 장에서는 자율신경계가 균형을 이루도록 유도하는 필라테스 동작을 소개한다. 우선 부교감신경과 교감신경으로 이루어진 자율신경계의 구조를 이해하여 왜 필라테스가 도움이 되는지 알아보고 실전으로 고고~!

## ★ 면역계를 조절하는 자율신경계

자율신경계는 면역계와 긴밀한 관계를 맺고 있기 때문에 자율신경계의 균형은 면역력에 큰 영향을 미친다. 자율신경계는 우리의 의지와는 상관없이 자율적으로 호흡, 소화, 혈액 순환, 호르몬 분비 등을 조절하는 신경으로서, 교감신경과 부교감신경으로 나뉜다. 교감신경은 깨어있을 때나 흥분할 때 활성화되며, 부교감신경은 밤에 잘 때나 편안한 상태일 때 활성화되는 신경이다. 교감신경과 부교감신경은 둘 중 어느 한쪽이 우세하면 상대적으로 다른 한쪽의 작용이 약해지는 저울과 같은 방식으로 서로에게 영향을 미친다.

# 면역 필라테스

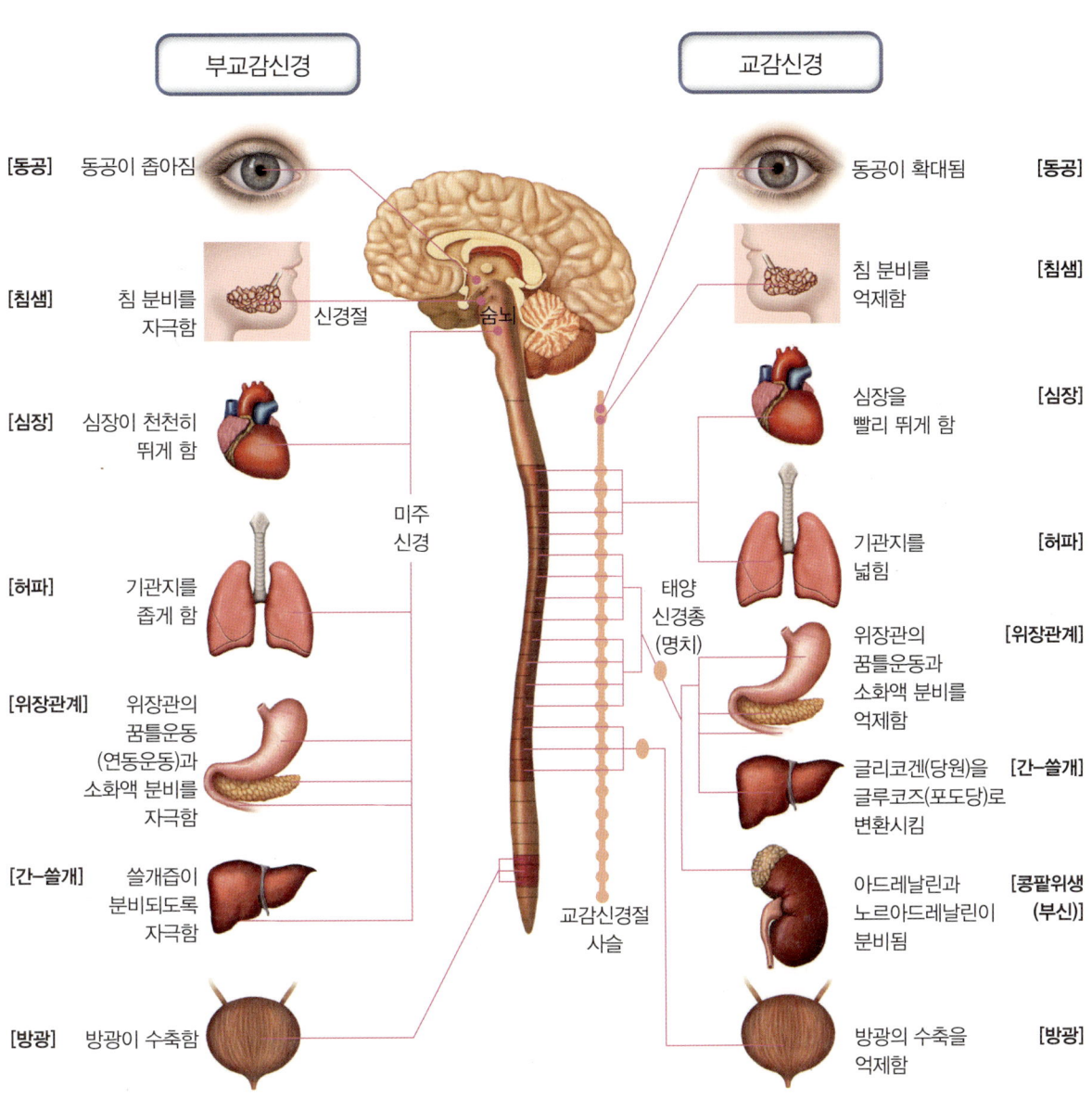

| 자율신경계의 구조와 역할 |

# 면역 필라테스

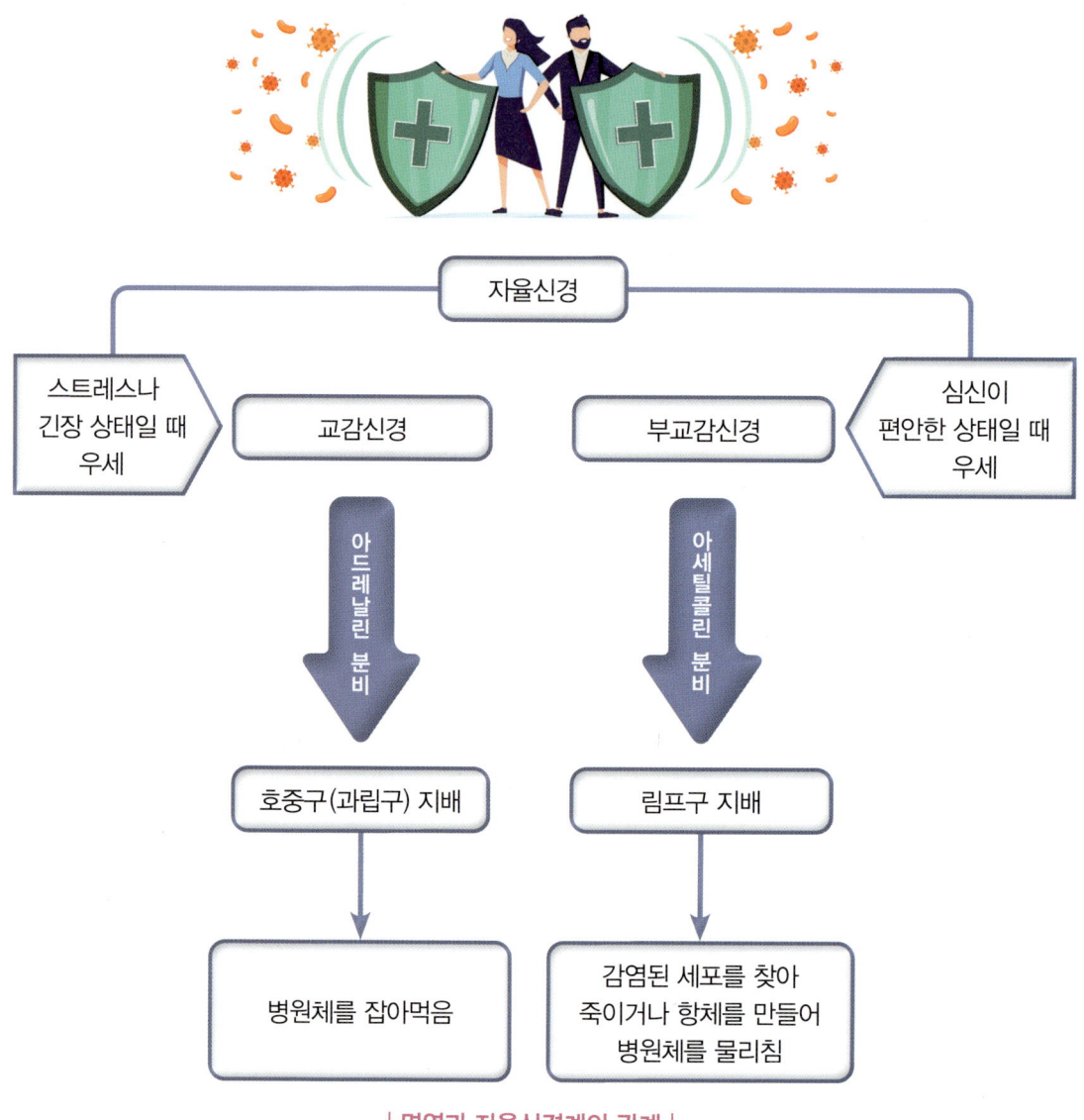

| 면역과 자율신경계의 관계 |

## ★ 과도한 스트레스가 어떻게 면역력을 억제하는가?

스트레스가 지속되면 교감신경이 지나치게 활성화되는데, 이로 인해 첫째, 면역계를 억제하는 코르티솔이 분비되고, 둘째, 신경전달 물질이자 흥분 물질인 아드레날린을 과잉으로 분비하여 활성산소를 대량으로 발생시키며, 셋째, 부교감신경의 작용을 저하시키는 등 자율신경계의 균형을 깨뜨림으로써 면역계를 위협한다.

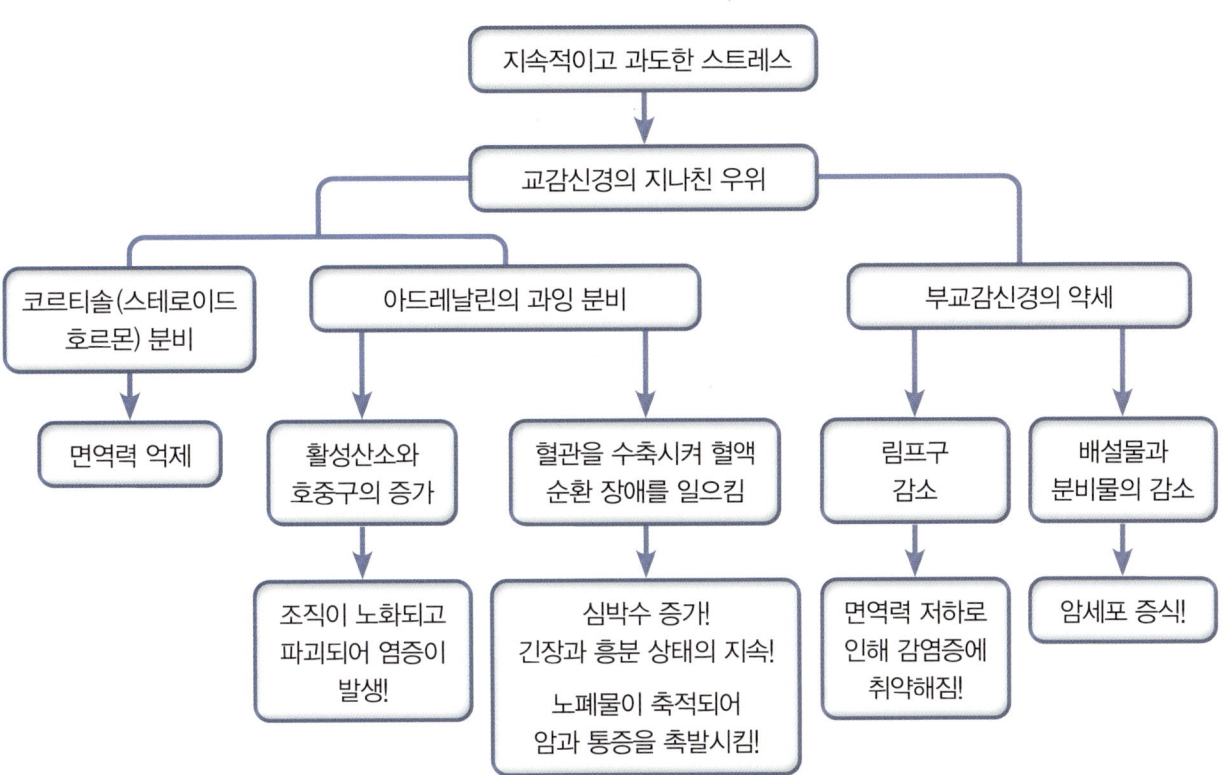

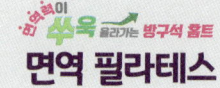
## 면역 필라테스

## ★ 부교감신경의 활성화를 통한 심신의 균형찾기

**여기서 면역엔 필라테스의 제안!** 일상생활의 스트레스로 인해 교감신경이 지나치게 우위를 점한 자율신경계의 불균형을 타파하기 위해선, 신체를 이완시키는 필라테스 동작을 수행하여 부교감신경을 활성화해야 한다. 부교감신경이 활성화되면 긴장 상태에 있던 신체가 균형 잡힌 평상시의 상태로 되돌아갈 수 있다.

부교감신경은 심신이 편안한 상태에서 활성화되므로, 이 장에서 소개하는 필라테스는 호흡에 집중하여 심신의 이완을 유도하는 것을 최종 목표로 한다. 부교감신경을 활성화하는 필라테스 동작을 통해 스트레스로 지나치게 활성화된 교감신경과의 균형을 되찾자.

| 자율신경계 내에서 교감신경과 부교감신경의 균형이 미치는 영향 |

|  | 교감신경 | 부교감신경 |
|---|---|---|
| 균형 | 교감신경의 긍정적인 영향 하에 운동 능력이 향상되고, 집중력이 좋아진다. | 부교감신경의 긍정적인 영향으로 혈액 순환이 안정되고, 소화기관의 기능이 좋아진다. |
| 불균형 | • 교감신경이 지나치게 우위로 작용할 경우<br>• 스트레스지수가 높아져서 면역력이 저하됨<br>• 활성산소 증가 | • 부교감신경이 과도하게 우위로 작용할 경우<br>• 심신이 지나치게 이완되어 혈관 확장 → 혈액 순환장애<br>• 과잉 방출된 신경전달물질 → 림프구의 지나친 활성화 → 알레르기 반응<br>• 몸의 활력이 떨어지고 우울감이 생김 |

## 하루 30분 실전! 동작 따라하기 1

여기서 소개하는 필라테스 동작들은 호흡을 통해 부교감신경을 활성화시켜
일상 속에서 신체가 받은 스트레스와 긴장을 완화시키는 것을 목표로 한다.
그런데 자율신경계의 균형을 이루기 위해서는 교감신경의 활성화가 함께 이루어져야 하므로
각각의 동작들을 균형있게 이행하는 것이 좋다.

**— 교감신경 활성화 동작**
❶ 무릎 대고 푸시업(Kneeling Push Up)
❷ 헌드레드(Hundred)
❸ 가위 스트레칭(Scissors Stretch)
❹ 다리 펴고 스트레칭(Double Straight Leg Stretch)
❺ 수영 자세(Swimming)

[효과]
– 교감신경 자극, 면역 호르몬 분비 촉진
– 혈액 순환 원활, 심폐 기능 향상
– 어깨·복근 강화, 근력 향상

**— 부교감신경 활성화 동작**
❻ 목과 가슴 움직이기(Extension & Flexion)
❼ 다리 머리 위로 말아올리기(Roll Over Prep.)
❽ 고양이와 소 자세(Cat & Cow)
❾ 팔과 다리 슬라이드(Arm & Leg Slide)
❿ 인어 자세(Mermaid)

[효과]
– 부교감신경 안정화
– 우울감 감소, 스트레스 해소
– 호르몬 분비 촉진

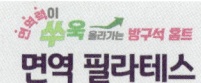

# 꼭 기억하기! 필라테스 호흡법

우리는 항상 호흡을 하면서도 특정한 순간에 호흡을 멈추는 경우가 있다. 호흡을 멈추면 근육이 긴장을 하게 된다. 자연스런 호흡에 맞추어 동작을 이행하는 것이 필라테스가 목표로 하는 호흡법이다.

필라테스는 모든 동작이 호흡과 함께 이루어진다. 필라테스 호흡법은 코로 숨을 들이마시며 갈비뼈 전체를 가득 채우며 갈비뼈를 중심부로 조여 복부를 가라앉히고 입으로 공기를 내뱉으며 호흡을 한다.

호흡이 잘 이루어지면 심신의 긴장이 이완되어 스트레스가 해소되는 동시에, 필라테스 동작의 스트레칭 능력이 향상된다. 폐활량이 증대되는 효과도 있다.

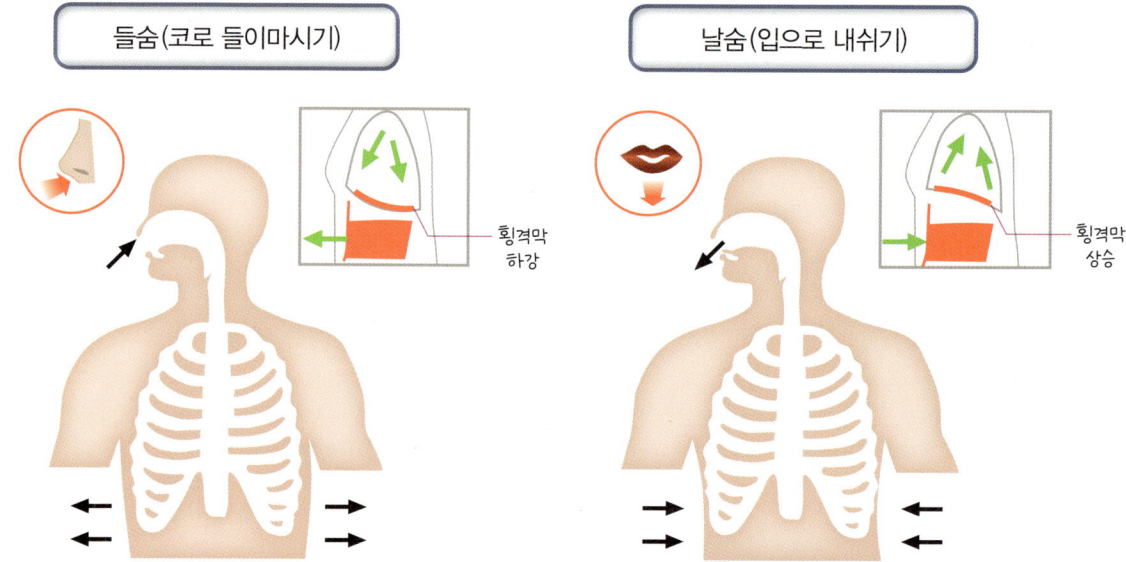

**잠깐!** 동작을 따라할 때 가급적 호흡 표시에 따르면 좋지만, 각자 최적의 호흡을 사용하는 것도 괜찮습니다. 동작 시에 호흡 표시가 없거나 호흡이 불편하다면, 호흡을 참거나 멈추지 말고 신체 움직임에 맞추어 자연스럽게 호흡하시면 됩니다.

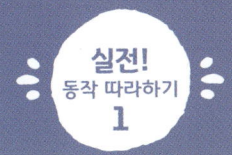

**교감신경 활성화 동작**　　　　　　　　　10회 3세트 반복

# 01 무릎 대고 푸시업 Kneeling Push Up

**운동 효과**　고강도 필라테스 동작을 통한 교감신경 자극, 면역호르몬 분비 촉진

**기본 동작**

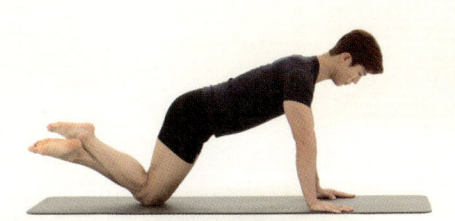
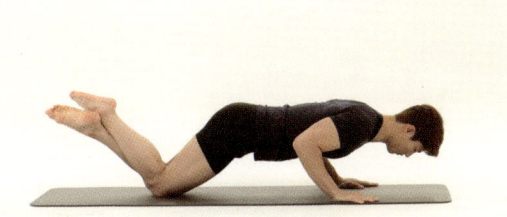

**1 시작자세**
어깨 아래에 손목을 일직선으로 하여 무릎을 매트에 대고 발목을 교차한다.

**2**
숨을 내쉬며 몸통을 일직선으로 유지하고 팔굽혀펴기를 반복한다.

**동작 활용**

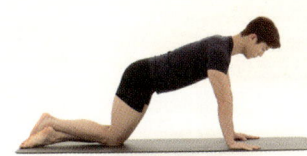
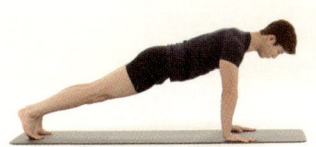

발목을 교차하여 무릎과 발을 매트에 대고 동작한다.

플랭크 자세로 머리부터 발까지 사선을 유지하고 동작한다.

---

**〈QR코드 스캔 방법〉**
필라테스 동작 영상을 보시려면 다음과 같은 방법으로 각 동작에 포함된 QR코드를 스캔해야 합니다.

❶ 스마트폰의 '플레이스토어' 실행 (아이폰에서는 '앱스토어' 실행)
❷ 검색어 '큐알코드'로 검색하여 'QR코드 스캐너' 다운로드
❸ 스캐너 설치 후 실행하여 QR코드 스캔

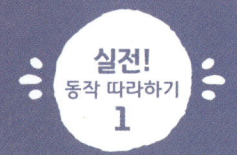

실전! 동작 따라하기 1

교감신경 활성화 동작

5~10회 반복

## 02 헌드레드 Hundred

**운동 효과** 혈액 순환과 심폐 기능 향상

**기본 동작**

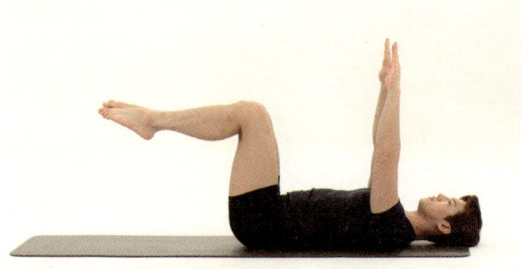

**1 시작자세**
천장을 보고 누워
다리를 구부려 90°를 유지한다.

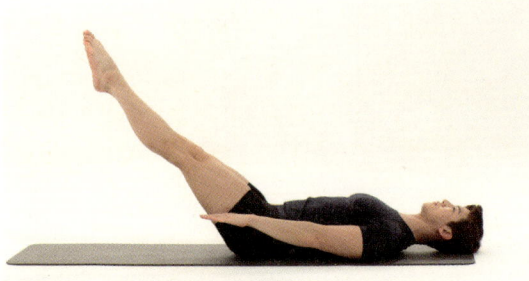

**2**
숨을 짧게 5회 마시고, 짧게 5회 내쉬면서
다리를 모아 대각선으로 뻗는다.
두 팔은 몸통 옆으로 펴서 위아래로 움직인다.

**동작 활용**

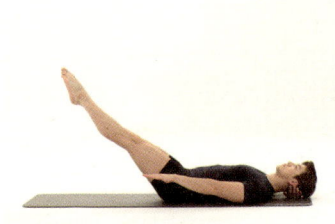

한 손은 머리를 받치고
반대쪽 팔을 펴서 동작한다.

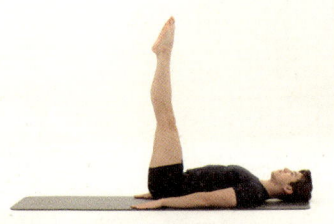

두 다리를 천장으로
뻗은 상태로 동작한다.

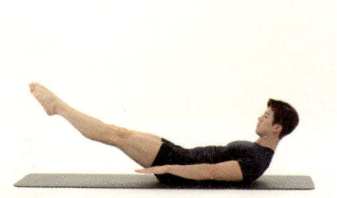

상체를 들고 두 다리는 사선으로
뻗은 상태에서 동작한다.

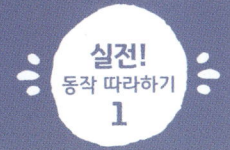

실전! 동작 따라하기 1

교감신경 활성화 동작

4~6회 반복

## 03 가위 스트레칭 Scissors Stretch

**운동 효과**  햄스트링 이완 및 혈액 순환 기능 향상

**기본 동작**

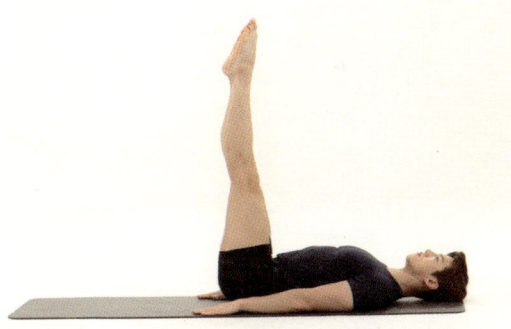

**1 시작자세**
천장을 보고 누워 두 다리를 천장으로 뻗는다.

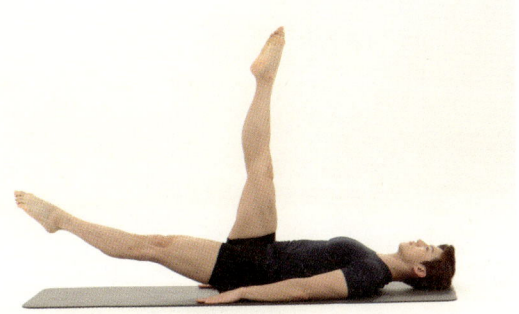

**2**
숨을 마시고 내쉬면서
두 다리를 위아래로 벌린다.

**동작 활용**

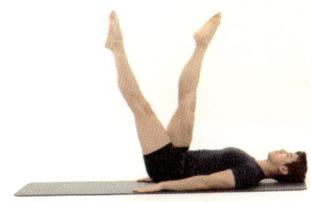

두 다리의 가동 범위를
작게하여 위아래로 벌려준다.

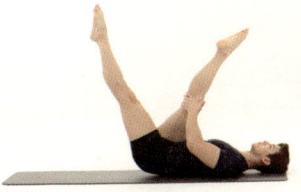

두 다리를 위아래로 벌리고
두 손으로 다리를 잡아서
당겨준다.

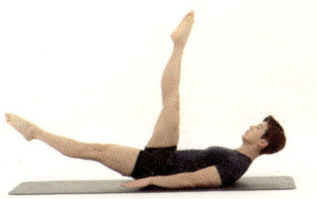

상체를 들고 두 팔을 몸통
옆으로 편 상태로 동작한다.

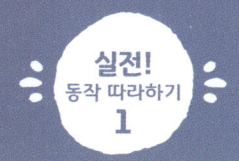

실전! 동작 따라하기 1

교감신경 활성화 동작

4~6회 반복

## 04 다리 펴고 스트레칭 Double Straight Leg Stretch

**운동 효과** 다리 움직임을 통한 혈액 순환 및 심폐 기능 향상

**기본 동작**

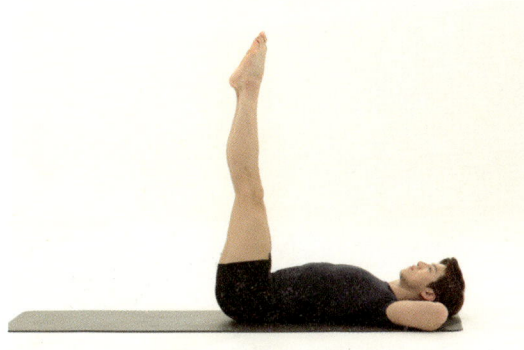

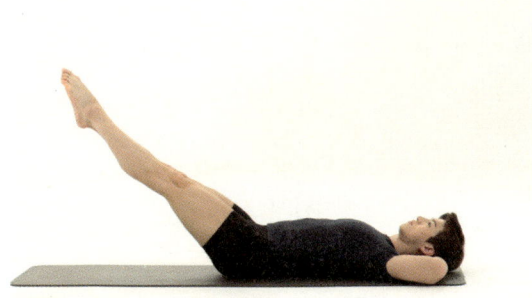

**1 시작자세**
천장을 보고 누워 두 손은 머리 뒤로 깍지 낀다.

**2**
숨을 마시며 복부를 수축하여 다리를 아래로 내린다.

**동작 활용**

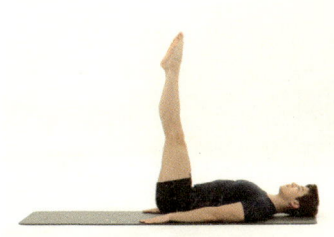

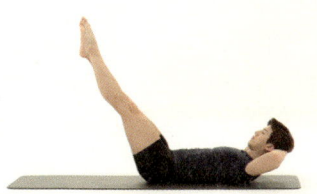

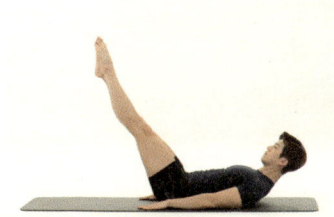

두 팔을 몸통 옆으로 펴고 동작한다.

두 손을 머리 뒤로 깍지를 끼고 동작한다.

상체를 들고 두 팔은 몸통 옆으로 펴고 동작한다.

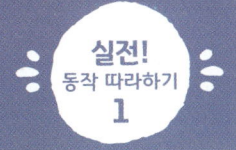

교감신경 활성화 동작

4~8회 반복

# 05 수영 자세 Swimming

**운동 효과** 어깨·복근 강화, 코어 근력 향상

**기본 동작**

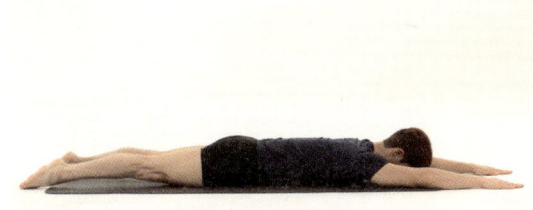

**1 시작자세**
엎드려서 팔과 다리를 편다.

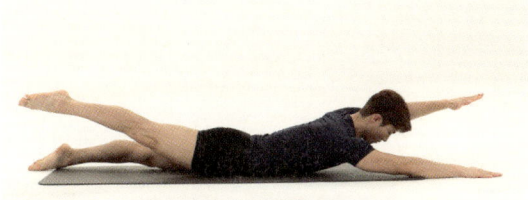

**2**
상체를 들고, 숨을 짧게 2회씩 마시고 내쉬며
한쪽 팔과 대각선 쪽 다리를 들어올리고 내린다.

**동작 활용**

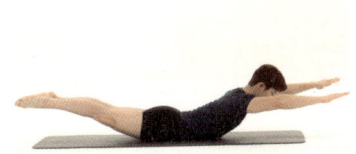
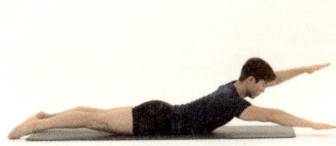
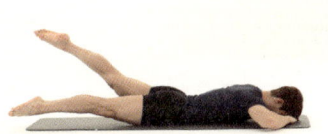

두 팔과 다리를
동시에 들고 내린다.

발을 매트에 대고
상체를 들어서 팔만 동작한다.

두 손을 포개어 이마에 대고
다리만 들어서 동작한다.

## 면역 필라테스

> **깨알상식!** 적절한 스트레스는 생산성을 높인다!
>
> 스트레스가 꼭 나쁜 것만은 아니다. 좋은 성과를 내기 위해서는 이상적인 스트레스 레벨을 유지하는 것이 중요하다.
>
> ⊖ ←——— 생산성 낮음 | **적절** | 생산성 높음 ——→ ⊕

**Check Check**

🛡️ **스트레스가 쌓이기 쉬운 10가지 타입**

- ☐ 책임감이 강한 편이다.
- ☐ 사람들에게 기대거나 부탁하는 것이 힘들다.
- ☐ 부탁받으면 거절하지 못한다.
- ☐ 주위의 평가가 신경 쓰인다.
- ☐ 무슨 일이라도 완벽하게 해내고 싶다.
- ☐ 승부에 집착한다.
- ☐ 콤플렉스가 많은 편이다.
- ☐ 사람들이 나를 함부로 취급한다고 생각한다.
- ☐ 마음을 터놓을 상대가 없다.
- ☐ 취미가 없다.

*"나는 어떤 타입?"*

과도한 스트레스를 느낄 때는 생각을 잠시 멈추고, 좋아하는 음악을 들으며 운동을 통해 기분을 바꾼다.

**다음에 소개할 동작들은 부교감신경을 활성화하여 심신의 안정을 유도하는 동작들이다.**

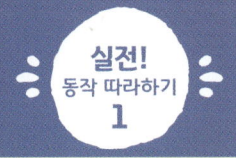

**부교감신경 활성화 동작**　　　3~4회 반복

## 06 목과 가슴 움직이기 Extension & Flexion

**운동 효과**　부교감신경 안정화

**기본 동작**

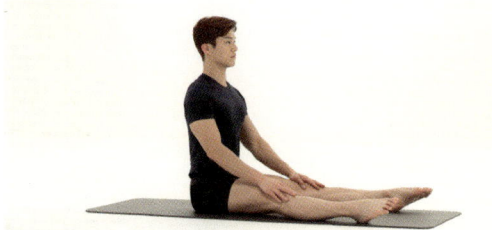

**1 시작자세**
다리를 어깨너비로 벌리고 앉는다.

**2**
숨을 내쉬며 가슴을 열어 척추를 이완하며
아~~ 소리를 낸다.

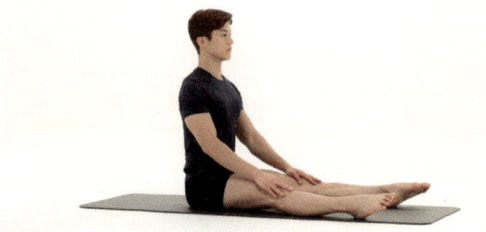

**3**
시작자세로 돌아온다.

**4**
숨을 내쉬며 가슴을 앞으로 숙이며
어~~ 소리를 낸다.

**동작 활용**

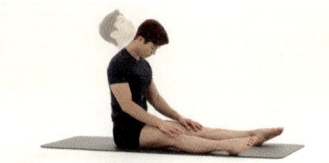
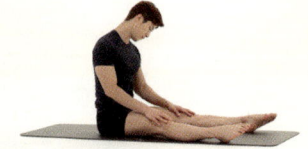
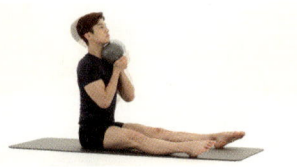

몸통을 고정하고 머리만 앞뒤로
목을 움직인다.

몸통을 고정하고
목을 대각선으로 늘여준다.

공을 목에 대고 좌우로 굴려서
마사지한다.

부교감신경 활성화 동작　　　3~4회 반복

## 07 다리 머리 위로 말아올리기 Roll Over Prep.

**운동 효과**　폐 기능과 혈액 순환 향상

**기본 동작**

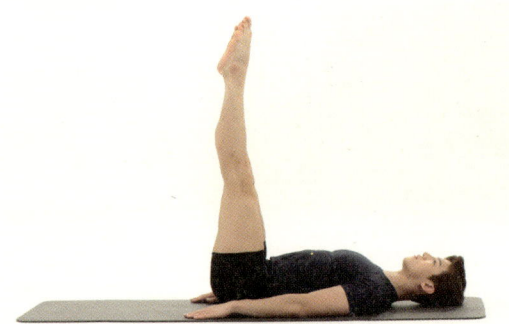

**1 시작자세**
천장을 보고 누워 다리를 천장으로 뻗는다.

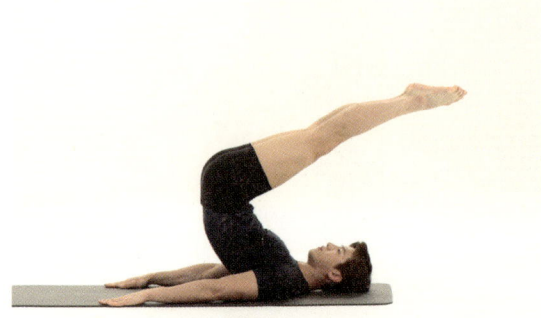

**2**
숨을 마시며 다리는 발뒤꿈치를 모아 머리 위쪽으로 뻗은 다음 척추를 ***분절**하면서 서서히 시작자세로 내려온다.

*분절: 경추부터 척추를 차곡차곡 말거나 펴는 동작

**동작 활용**

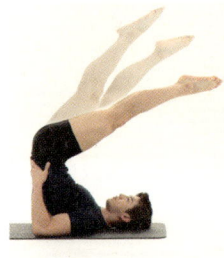 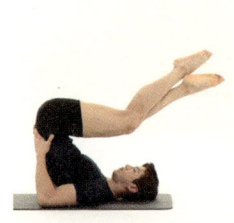 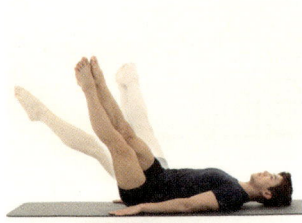 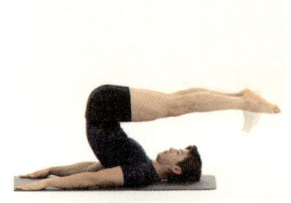

허리를 지지하며 다리를 벌려서 내려온다.　　두 다리를 교차하여 내려온다.　　두 다리를 모아서 회전한다.　　다리와 매트가 평행이 되도록 머리 위로 말아 올렸다가 내린다.

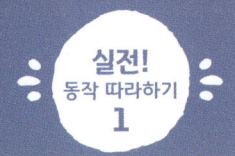

**부교감신경 활성화 동작**　　　4~8회 반복

# 08 고양이와 소 자세 Cat & Cow

**운동 효과**　스트레스 해소와 우울감 감소

**기본 동작**

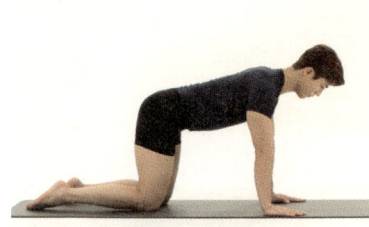
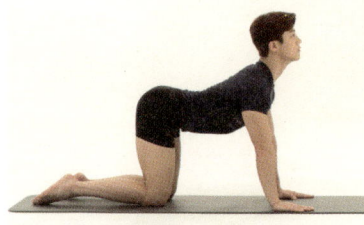
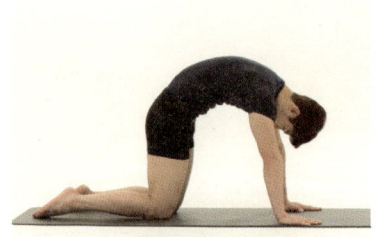

**1 시작자세**
네발기기 자세를 한다.

**2**
숨을 마시며 시선은 천장을 보고 척추를 아치 모양으로 만든다.

**3**
숨을 내쉬며 시선은 배꼽을 보고 척추 곡선을 유지한다.

**동작 활용**

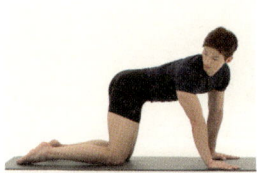
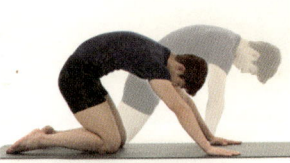
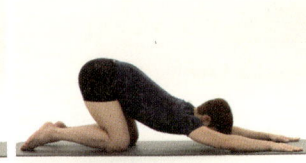
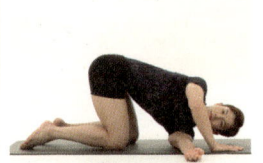

꼬리를 보는 고양이 동작으로 상체를 돌려 뒤를 본다.

화난 고양이 동작으로 상체를 앞으로 이동했다가 뒤로 이동한다.

사냥하는 고양이 동작으로 엉덩이를 들고 두 팔을 펴서 상체를 내려준다.

트위스트 동작으로 한쪽 어깨를 짚고 반대쪽으로 이동한다.

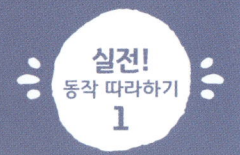

부교감신경 활성화 동작　　　　4~8회 반복

## 09 팔과 다리 슬라이드 Arm & Leg Slide

**운동 효과** 심장 운동 능력 향상

**기본 동작**

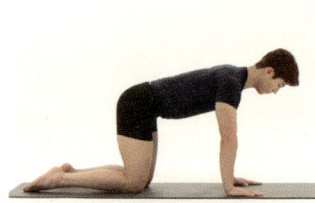
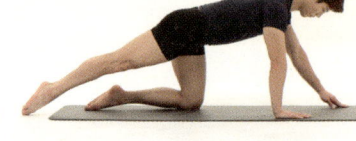
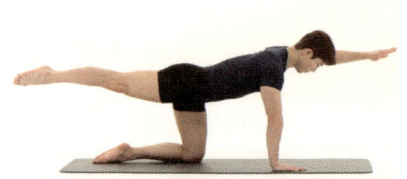

**1 시작자세**
네발기기 자세를 한다.

**2**
숨을 마시며 한쪽 다리와 반대쪽 팔을 들기 시작한다.

**3**
숨을 내쉬며 한쪽 다리와 반대쪽 팔을 들어올린다.

**동작 활용**

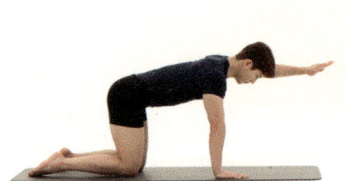
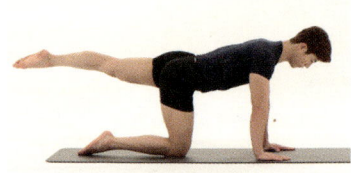
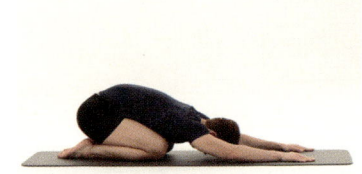

한쪽 팔만 앞으로 든다.

한쪽 다리만 뒤로 든다.

다리를 구부려 엉덩이를 발에 대고 두 팔을 펴서 매트에 대고 엎드려 척추를 늘여준다.

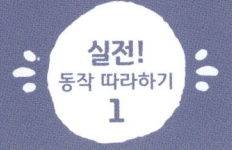

부교감신경 활성화 동작

# 10 인어 자세 Mermaid

4~8회 반복

**운동 효과**  면역 호르몬 분비 촉진

**기본 동작**

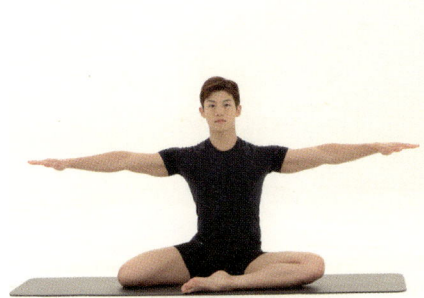
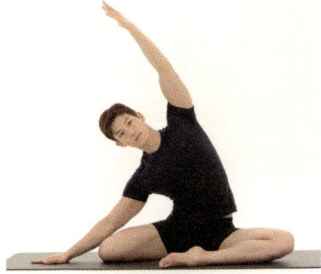
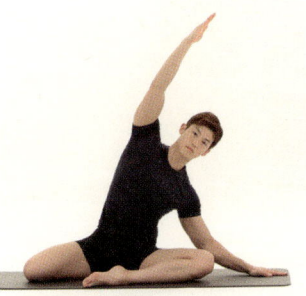

**1 시작자세**
Z 자세로 앉아서 팔을 옆으로 벌린다.

**2**
숨을 마시며 척추를 일직선으로 유지하면서 한 팔을 머리 위로 든다. 숨을 내쉬며 상체를 기울인다.

**3**
반대 방향으로 동일하게 반복한다.

**동작 활용**

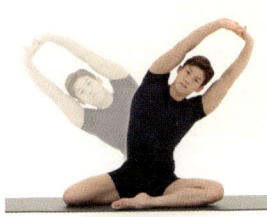
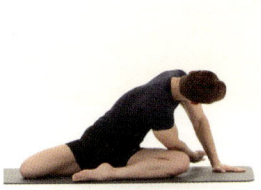
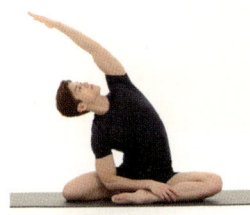
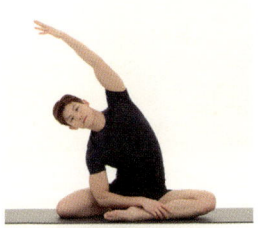

두 손을 머리 위로 깍지끼고 좌우로 상체를 늘여준다.

상체를 회전하여 한쪽 어깨를 반대쪽 어깨 밑으로 넣는다.

한쪽 팔을 들어 상체를 몸통 바깥으로 회전하며 동작한다.

반대쪽 발목을 잡고 한쪽 팔을 들어 상체를 옆으로 늘여준다.

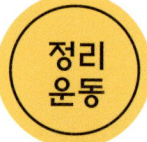
**면역 필라테스**

### 정리운동

## 정리운동, 중요해요~

정리운동은 빨라진 심박수와 혈액 순환 속도를 서서히 감소시켜 준다. 정리운동을 하지 않으면 혈액 순환 속도가 갑자기 줄어들어 근육이 굳어져 근육통이 생길 수 있으므로 본운동 후에 10분 정도 가볍게 정리운동을 하자.

긴장완화 정리운동

림프순환 정리운동

**〈QR코드 스캔 방법〉**
필라테스 동작 영상을 보시려면 다음과 같은 방법으로 각 동작에 포함된 QR코드를 스캔해야 합니다.
❶ 스마트폰의 '플레이스토어' 실행 (아이폰에서는 '앱스토어' 실행)
❷ 검색어 '큐알코드'로 검색하여 'QR코드 스캐너' 다운로드
❸ 스캐너 설치 후 실행하여 QR코드 스캔

## 면역 필라테스

### 부교감신경을 활성화하는 목욕!

체온보다 4℃ 높은 물(40℃ 정도)에 10분 정도 전신욕을 하면 부교감신경이 활성화되어 면역력을 높일 수 있다. 따뜻한 물은 몸의 중심부를 데우기 때문에 면역세포가 활성화되어 면역력이 좋아진다. 전신욕을 하면서 땀을 쭉 빼면 노폐물이 배출되어 \*디톡스 효과도 기대할 수 있다. 하지만 너무 뜨거운 물에 오랫동안 몸을 담그면 교감신경이 활성화되어 혈압이 상승하고 혈관이 긴장 상태가 되어서 오히려 몸이 차가와질 수 있으니 주의하자.

반신욕도 좋다. 38℃ 정도의 미지근한 물에 30분 정도 책을 읽거나 음악을 들으면서 몸을 담궈 보자. 전신욕을 한 것 이상으로 땀을 내게 하여 릴랙스 효과가 있다. 족욕 역시 20분 정도의 시간을 들이면 전신욕과 비슷한 효과를 얻을 수 있다.

\*디톡스: 몸의 불필요한 독소와 노폐물을 몸 밖으로 배출하는 건강법

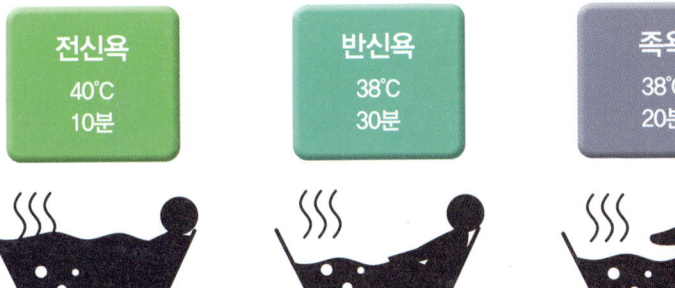

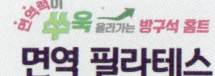
# 면역 필라테스

**스트레스 해소에 좋은 마그네슘과 가바**

### 1. 마그네슘(Magnesium)

마그네슘은 신경을 이완시켜서 긴장을 해소하고 심신 안정에 도움을 주는 진정제 역할을 하며, 신체의 다양한 생화학적 반응을 유도하여 피로를 없앤다. 또 마그네슘은 혈액 내의 칼슘량을 조절하는 역할을 하므로 칼슘이 포함된 음식을 섭취할 때는 마그네슘이 포함된 음식을 꼭 함께 섭취해서 신체의 기능을 높이자. 마그네슘이 풍부한 식품으로는 바나나, 시금치, 초콜릿, 견과류, 아보카도, 브로콜리, 다시마, 귀리, 현미, 검정콩, 완두콩, 통밀 등이 있다.

## 마그네슘은 어떤 식품에 풍부할까?

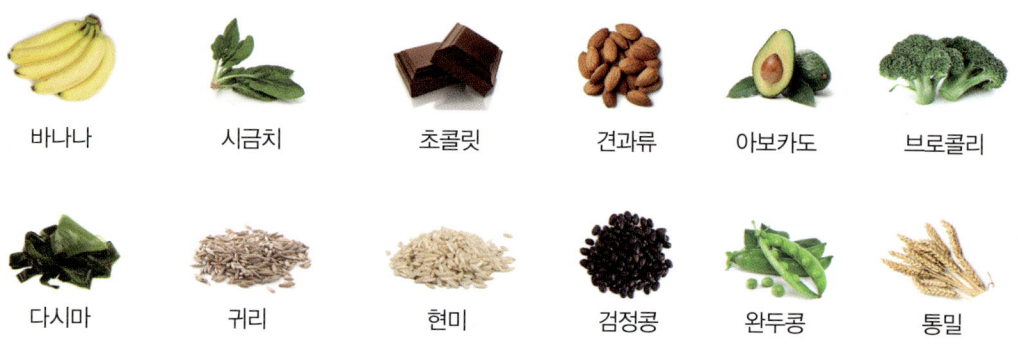

바나나 · 시금치 · 초콜릿 · 견과류 · 아보카도 · 브로콜리
다시마 · 귀리 · 현미 · 검정콩 · 완두콩 · 통밀

**주의!** 마그네슘을 너무 많이 섭취하면 복통, 설사, 저혈압 등의 증상이 있을 수 있으니 하루 섭취량(남성 300mg, 여성 270mg)을 지켜 섭취하는 것이 좋다.

## 2. 가바(Gaba)

가바는 뇌의 신경전달물질 중 하나로 스트레스와 불안을 줄이고 긴장을 이완하는 역할을 한다. 가바 보충제 등이 시중에 판매되고 있지만 가바 수치를 높이는 가장 쉽고 건강한 방법은 바로 음식이다. 현미, 콩, 보리, 차조, 녹차, 아스파라거스, 토마토, 된장, 김치, 호박, 표고버섯, 케일 등은 가바가 풍부한 식품이다. 즐겁게 먹고 스트레스를 날리자!

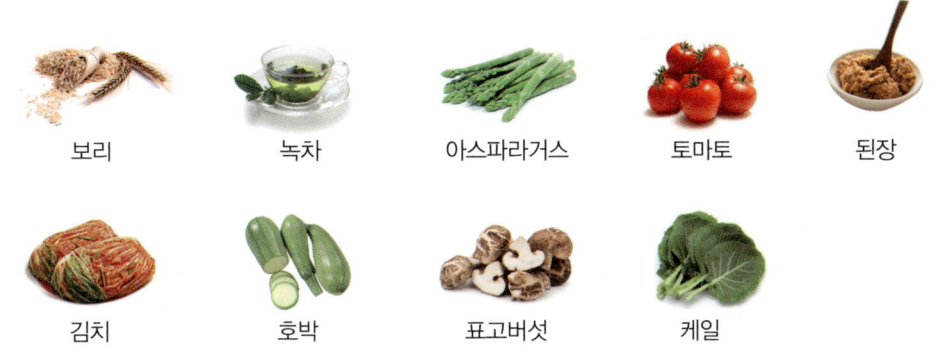

보리   녹차   아스파라거스   토마토   된장

김치   호박   표고버섯   케일

## 2 Chapter

# 림프액 순환을 돕는 필라테스

여기서 소개하는 필라테스 동작들은 적절한 자극을 통해 몸의 순환을 원활하게 하여 면역기능을 향상시키는 것을 목표로 한다. 특히 림프액의 순환에 초점을 맞췄다.

얼굴이나 다리가 부었을 때 부기를 빼려고 이곳저곳을 누르면서 마사지를 한 경험이 있을 것이다. 마사지와 같은 자극은 림프의 순환에 도움을 주기 때문에 부기를 가라앉히는 데 효과적이다. 원래 림프액은 몸 전체를 순환하지만, 순환이 원활하지 않을 경우 림프가 조직에 고여 몸이 붓는 현상이 생긴다. 그러므로 림프액의 순환을 원활하게 하는 것은 면역력 향상에 매우 중요하다.

림프액은 신체의 말단부로부터 심장 쪽으로 흐른다. 필라테스 동작을 통해 말초 부위에서 심장까지 전신의 림프액을 원활하게 순환시키는 원리는 다음과 같다.

첫째, Muscle Pump, 즉 근육이 피부를 누르는 압력을 통해서 림프액을 순환시킨다!

둘째, 림프절 부위를 자극하여 흐름이 원활해지도록 유도한다!

셋째, 팔과 다리 부위를 심장보다 높게 위치시켜 중력을 이용해 순환을 유도한다!

넷째, 몸통 부위는 호흡을 통해 골반에서 심장으로 림프액의 흐름을 유도한다!

면역기관인 림프계의 흐름을 이해하기 위해 림프계의 구조를 살펴보고 바로 실전으로 들어가자.

## ★ 면역세포의 통로! 림프계

림프계는 우리 몸의 주요한 면역기관이다. 림프계는 림프절(임파선), 림프관, 림프액, 림프구 등으로 구성된다. 1차 림프 조직인 골수와 흉선에서 생성된 면역세포는 혈액과 림프액을 따라 우리 몸 전체를 순환하면서 외부로부터 침입한 세균이나 바이러스를 방어한다. 림프액과 림프관은 몸속의 세포에 산소와 영양을 주고 노폐물을 회수하는 역할을 한다. 림프계가 제 기능을 하고 림프액이 잘 순환해야 신체의 면역반응이 제 역할을 할 수 있다.

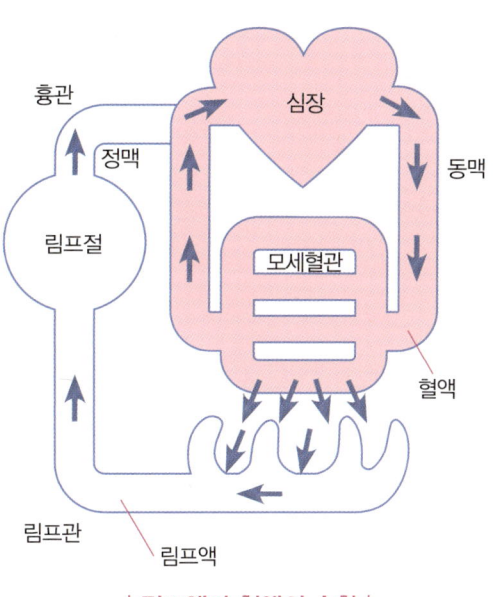

| 림프액과 혈액의 순환 |

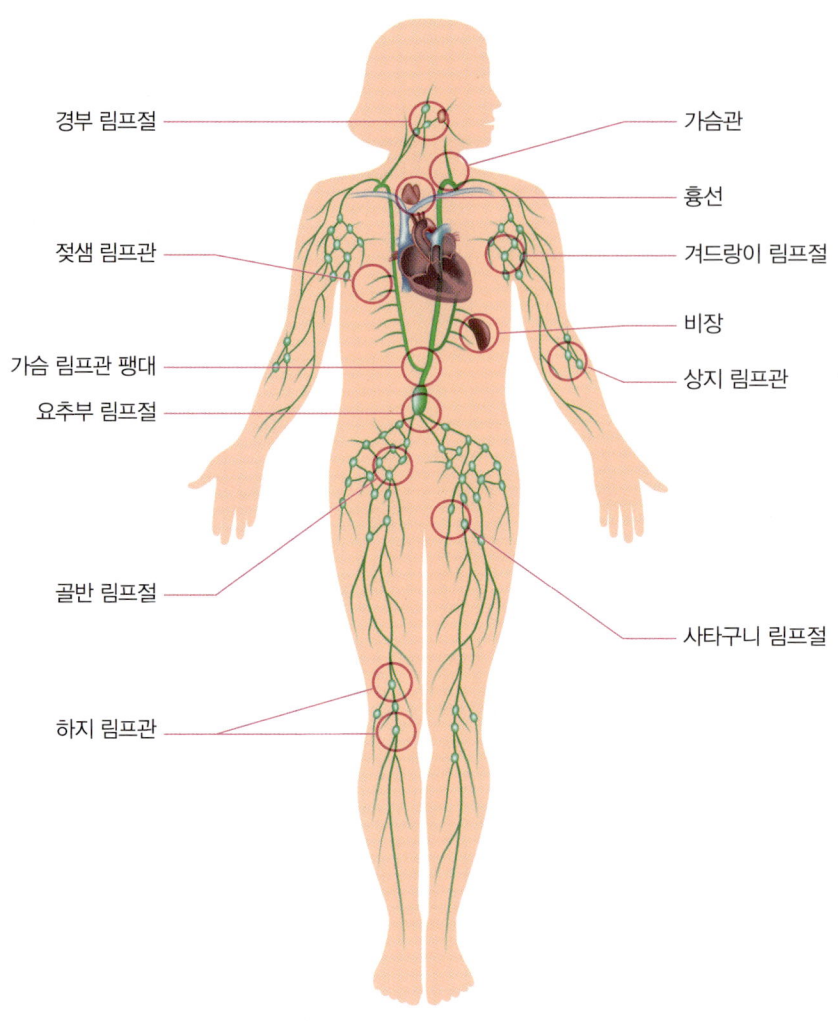

| 사람의 림프계 |

## ★ 몸 전체에 분포된 림프절과 림프액

사람의 몸에는 약 500~600개 정도의 림프절이 있으며, 특히 목 주변, 겨드랑이, 서혜부에 많이 모여있다. 림프절에서 만들어진 림프액은 신체의 말단부로부터 심장 쪽으로 흐른다. 이 흐름이 좋아야 면역기능이 제 역할을 다할 수 있으며, 림프액의 순환에 문제가 생길 경우 오염된 피가 심장으로 흘러 들어가 만병의 근원이 된다. 소개된 필라테스 동작을 통해 림프액의 흐름을 향상시켜서 면역기능을 활성화하자!

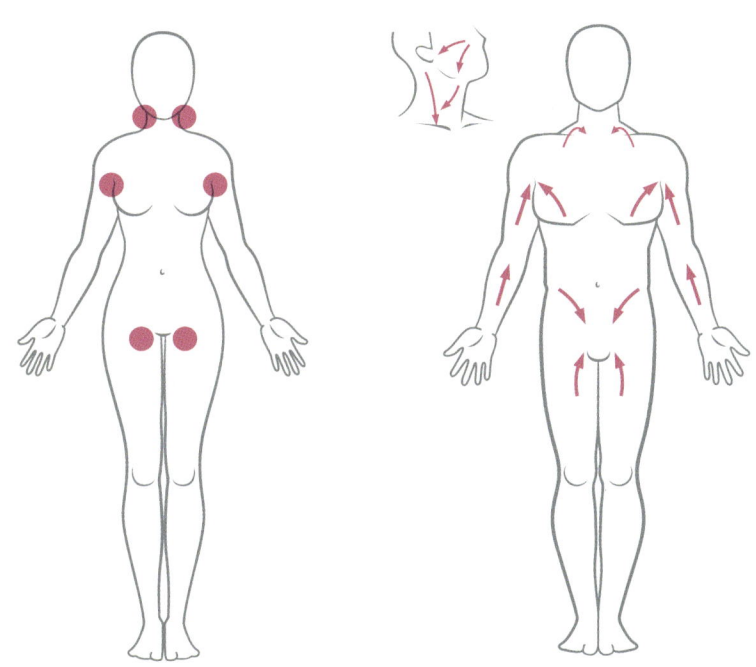

| 림프절의 위치와 림프액의 흐름 |

# 하루 30분
# 실전!
## 동작 따라하기 2

다음은 림프액의 흐름을 좋게 해주는 필라테스 동작들을 소개한다.
하루 30분씩 동작을 따라해 보자.
동작을 따라한 후에는 책에서 소개하는 림프절 마사지를
가볍게 해 주면 더욱 좋은 효과를 낼 수 있다.

❶ 하체 자극 운동(Knee Bend & Heel Raise)
❷ 자전거 타기(Bicycle)
❸ 장요근 스트레칭(Iliopsoas Stretch)
❹ 개구리 자세(Frog Stretch)
❺ 조개처럼 다리 벌리기(Clam)
❻ 톱질하기(Saw)
❼ 누워서 가슴 펴기(Chest Extension)
❽ 겨드랑이 스트레칭(Armpit Stretch)
❾ 무지개 그리기(Rainbow Shoulder)
❿ 목 스트레칭(Neck Stretch)

[효과]
- 혈액 순환 및 림프액 흐름 향상
- 면역기능 강화

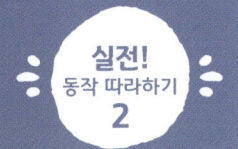

**림프액 순환을 돕는 동작**

4~8회 반복

# 01 하체 자극 운동 Knee Bend & Heel Raise

**운동 효과** 근육 펌프 작용에 의한 발끝에서 허벅지까지 림프 흐름 유도

**기본 동작**

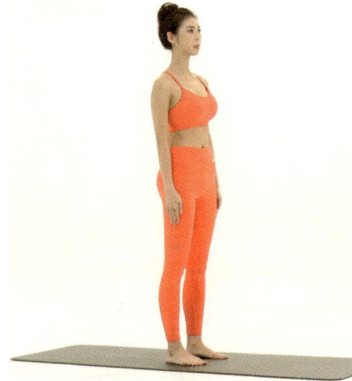
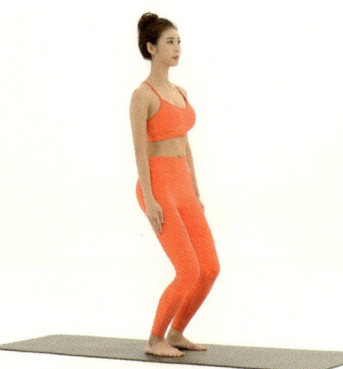
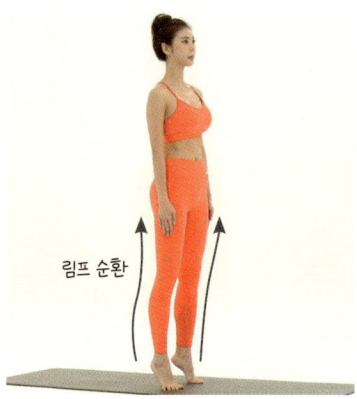

**1 시작자세**
골반 너비로 다리를 벌리고 발이 평행이 되도록하여 선다.

**2**
숨을 마시며 무릎을 구부린다.

**3**
숨을 내쉬며 발뒤꿈치를 올린다.

(림프 순환)

**동작 활용**

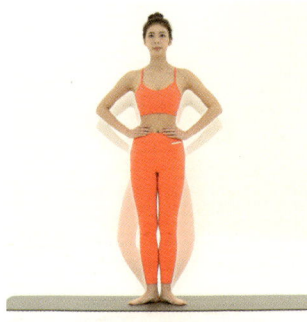
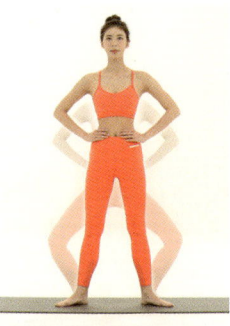
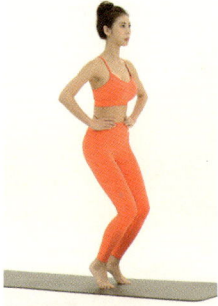
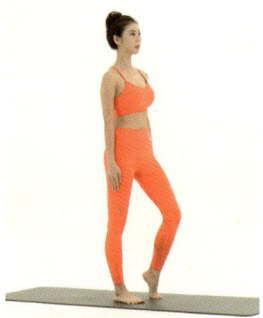

뒤꿈치를 붙이고 발을 벌린 자세로 무릎을 구부린다.

두 다리 벌린 자세로 무릎을 구부린다.

무릎 구부리면서 뒤꿈치를 든다.

워킹하듯이 한쪽 무릎을 구부린다.

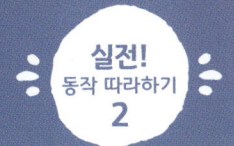

**실전! 동작 따라하기 2**

림프액 순환을 돕는 동작

## 02 자전거 타기 Bicycle

3~6회 반복

**운동 효과** 중력을 이용하여 발끝에서 둔근까지 림프 순환 유도 / 둔근 및 햄스트링 운동을 통한 원활한 림프 순환 자극

**기본 동작**

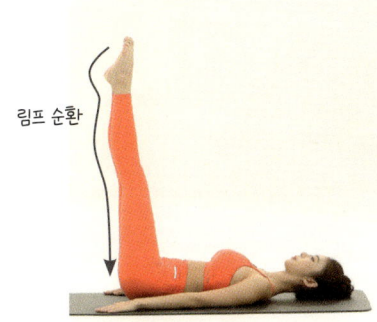

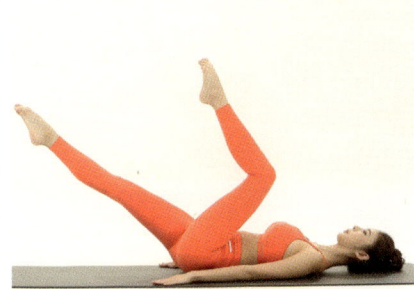

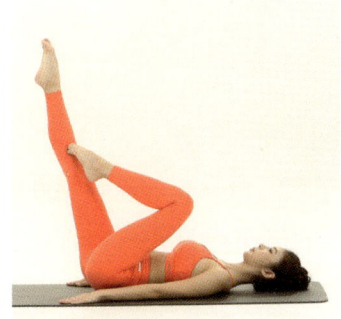

**1 시작자세**
천장을 보고 두 다리를 모아 천장으로 뻗는다.

**2**
숨을 마시며 한쪽 다리는 구부리고 다른쪽 다리는 펴서 앞뒤로 벌린다.

**3**
숨을 내쉬며 앞쪽 다리를 자전거 페달을 밟듯 구른다.

**동작 활용**

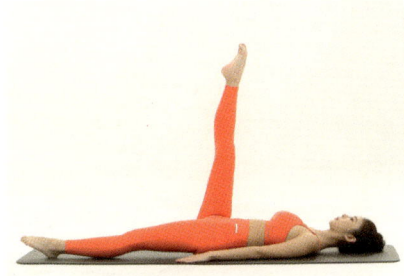

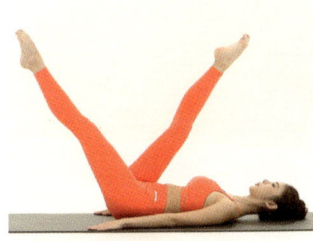

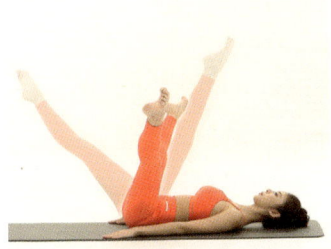

한쪽 다리를 회전한다.

두 다리를 위아래로 벌려준다.

두 다리를 옆으로 벌리고 이어서 위아래로 회전한다.

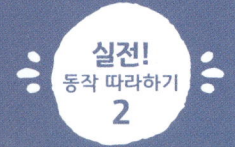

**림프액 순환을 돕는 동작**

4~6회 반복

## 03 장요근 스트레칭 Iliopsoas Stretch

**운동 효과**  스트레칭을 통해 골반에서 복부까지 림프 흐름 유도

**기본 동작**

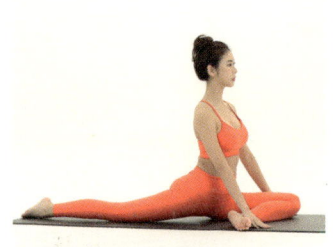
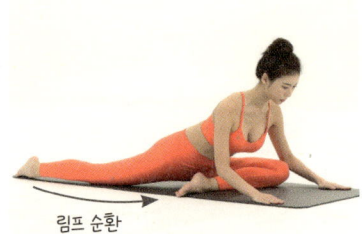

림프 순환

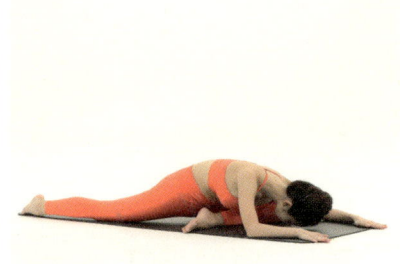

**1 시작자세**
앞쪽 다리를 구부리고 뒤쪽 다리를 편다.

**2**
숨을 마시며 허리를 펴서 상체를 숙인다.

**3**
숨을 내쉬며 팔을 펴고 상체를 최대한 숙인다.

**동작 활용**

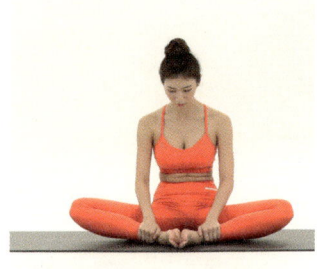
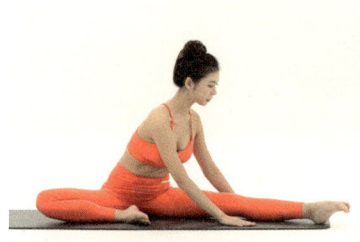
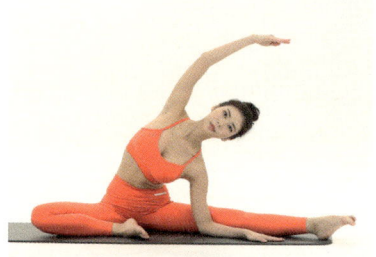

발바닥을 붙이고 고관절을 늘여준다.

한쪽 다리를 구부리고 반대쪽 다리를 펴서 상체를 숙인다.

한쪽 다리를 옆으로 펴서 상체를 옆으로 늘여준다.

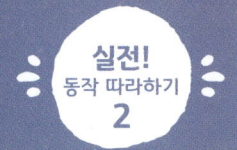

림프액 순환을 돕는 동작   4~6회 반복

# 04 개구리 자세 Frog Stretch

**운동 효과**  골반 스트레칭을 통해 허벅지에서 복부까지 림프 흐름 유도

**기본 동작**

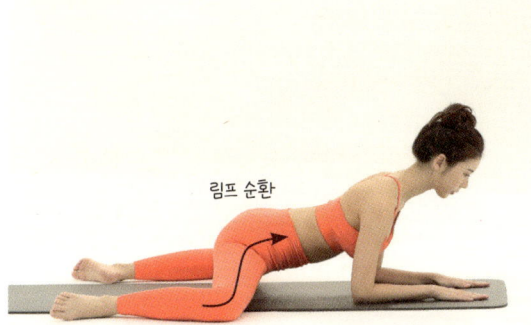

**1 시작자세**
무릎을 구부려서 벌리고 개구리 자세를 취한다.

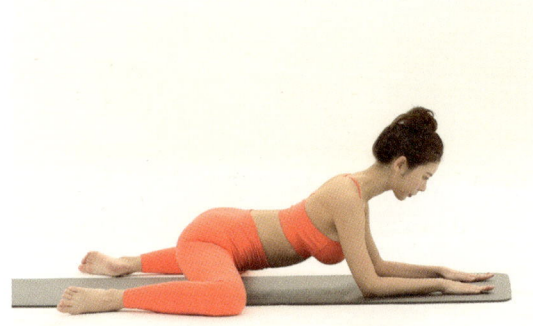

**2**
숨을 내쉬며, 엉덩이를 아래로 내리면서 고관절을 늘여준다.

**동작 활용**

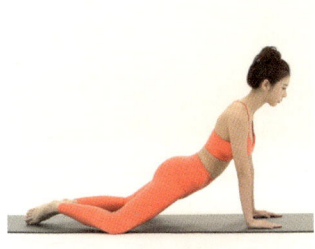

상체를 세워 팔을 편 상태로 고관절을 늘여준다.

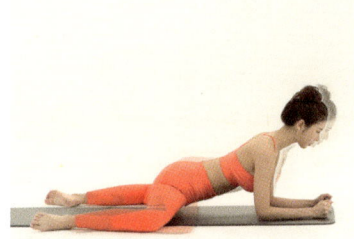

팔꿈치로 지탱하고 상체를 위아래로 이동하여 고관절을 늘여준다.

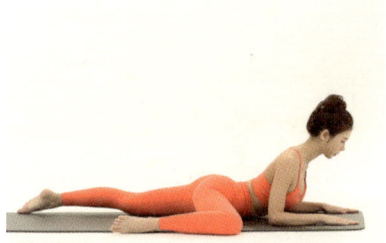

한쪽 다리는 펴고 반대쪽 다리는 구부려서 고관절을 늘여준다.

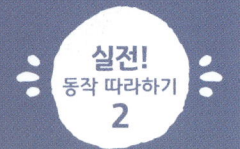

림프액 순환을 돕는 동작　　　　4~6회 반복

# 05 조개처럼 다리 벌리기 Clam

**운동 효과**　골반 스트레칭을 통한 허벅지에서 복부까지 림프 흐름 유도

**기본 동작**

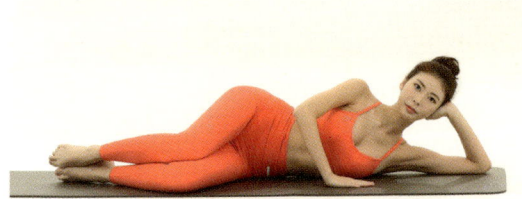
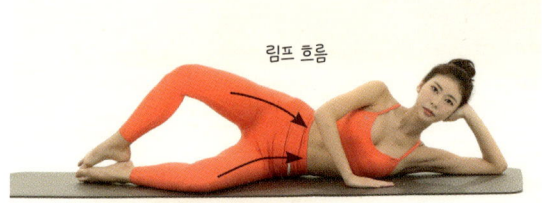

**1 시작자세**
옆으로 누워 다리를 구부린다.

**2**
숨을 내쉬며 발뒤꿈치를 붙인 상태로 다리를 벌려준다.

**동작 활용**

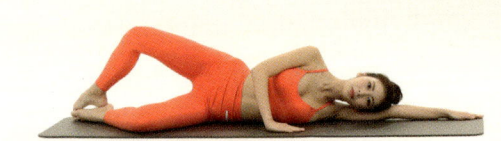
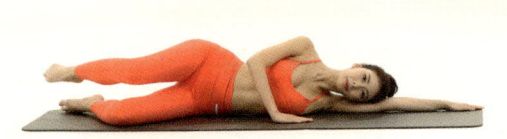

한쪽 팔을 펴서 머리를 대고 동작을 한다.

두 다리를 구부린 상태에서 위쪽 다리를 든다.

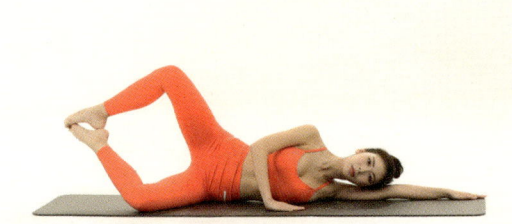
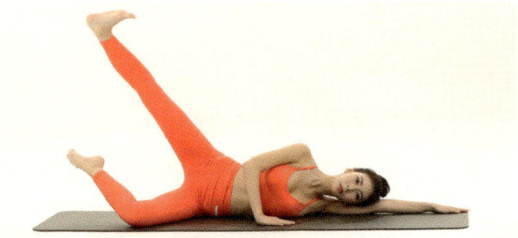

조개 자세에서 두 발을 든다.

조개 자세에서 두 발 들고 이어서 위쪽 다리를 천장으로 뻗는다.

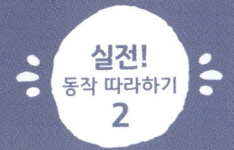

림프액 순환을 돕는 동작

4~6회 반복

## 06 톱질하기 Saw

**운동 효과** 척추 스트레칭과 호흡을 통한 복부에서 흉곽까지 림프 흐름 유도

**기본 동작**

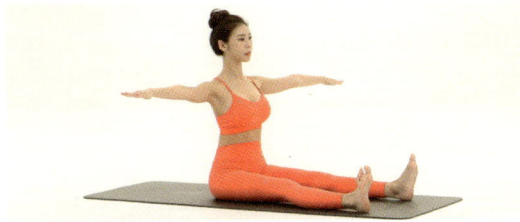

**1 시작자세**
두 다리를 어깨너비로 벌리고 팔은 옆으로 벌린다.

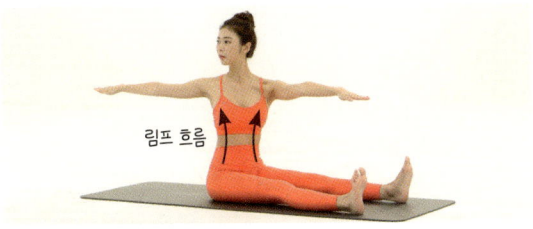

**2**
숨을 마시며 몸통을 한쪽 방향으로 회전하면서 팔을 앞뒤로 뻗는다.

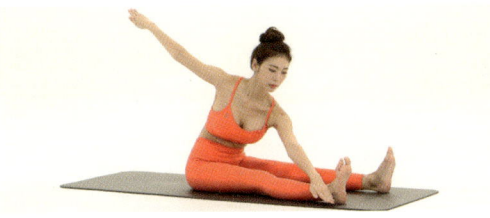

**3**
숨을 내쉬며 상체를 숙여 복부를 수축하며 톱질하듯 반동을 준다.

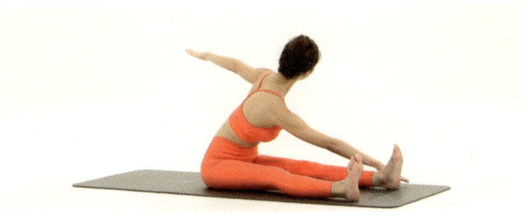

**4**
숨을 마시며 반대 방향으로 반복한다.

**동작 활용**

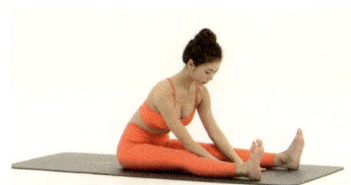

상체를 앞으로 숙여 척추를 늘여준다.

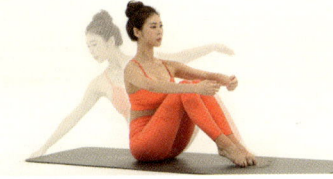

상체를 트위스트하여 한쪽 팔을 매트로 기울인다.

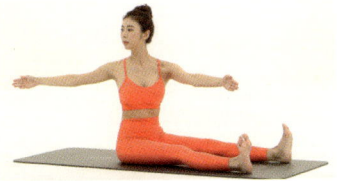

두 팔을 벌리고 상체를 트위스트한다.

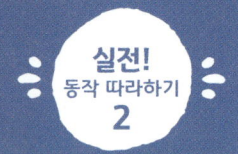

실전! 동작 따라하기 2

림프액 순환을 돕는 동작

2~4회 반복

## 07 누워서 가슴 펴기 Chest Extension

**운동 효과**  척추 스트레칭을 통한 흉곽 내의 림프 흐름 자극

**기본 동작**

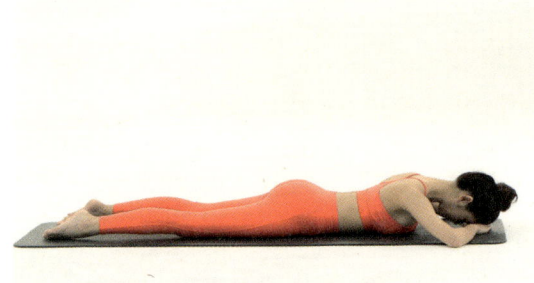

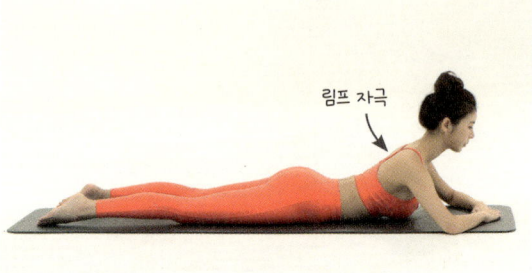

림프 자극

**1 시작자세**
팔꿈치를 구부려 벌리고 엎드린다.

**2**
숨을 마시며 척추를 길게 늘이며 상체를 올린다.

**동작 활용**

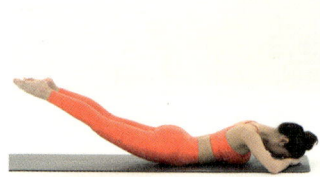

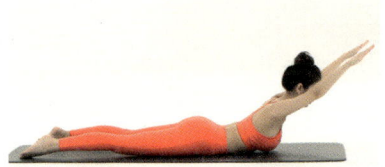

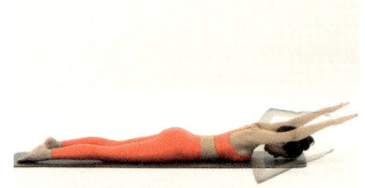

두 다리만 든다.

두 팔만 든다.

머리 위로 뻗은 팔의 팔꿈치를 구부려서 당겨준다.

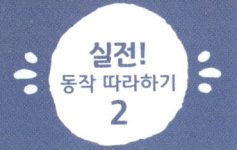

림프액 순환을 돕는 동작　　　　　4~8회 반복

# 08 겨드랑이 스트레칭 Armpit Stretch

**운동 효과** 어깨 스트레칭을 통한 손끝에서 겨드랑이까지 림프 흐름 유도

**기본 동작**

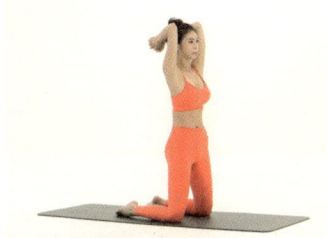

**1 시작자세**
두 팔을 깍지껴서 잡고 머리 뒤로 보낸다.

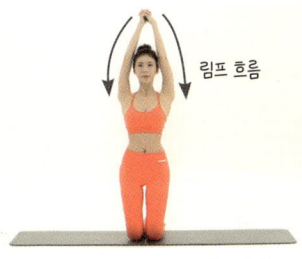

**2** 숨을 내쉬며 두 손을 잡은 상태로 팔꿈치를 편다.

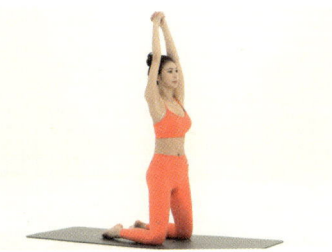

**3** 숨을 마시며 견갑대(어깨 위쪽)를 위로 올린다.

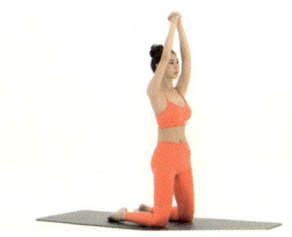

**4** 숨을 내쉬고 마시며 견갑대를 아래로 내린다.

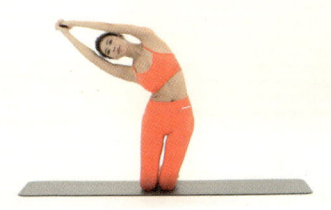

**5** 숨을 내쉬며 상체를 옆으로 기울여 겨드랑이를 늘여준다.

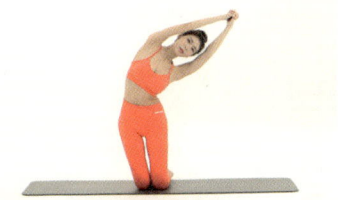

**6** 반대쪽으로 상체를 기울인다.

**동작 활용**

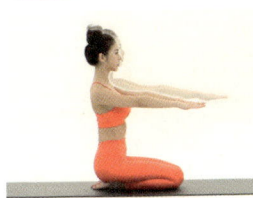

견갑대를 앞 뒤로 밀고 당긴다.

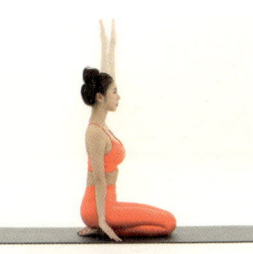

두 팔을 머리 위로 든다.

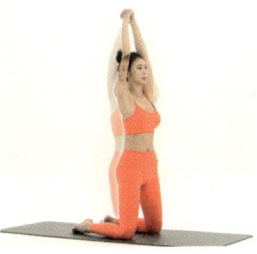

머리 위로 팔을 펴서 두 손을 잡고 상체를 트위스트한다.

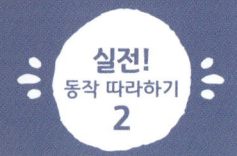

실전! 동작 따라하기 2

림프액 순환을 돕는 동작

4~6회 반복

# 09 무지개 그리기 Rainbow Shoulder

**운동 효과** 어깨 스트레칭을 통한 겨드랑이에서 흉곽까지 림프 흐름 유도

**기본 동작**

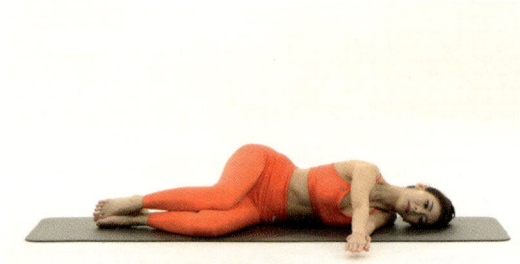

**1 시작자세**
옆으로 누워 두 팔을 앞으로 펴서 포갠다.

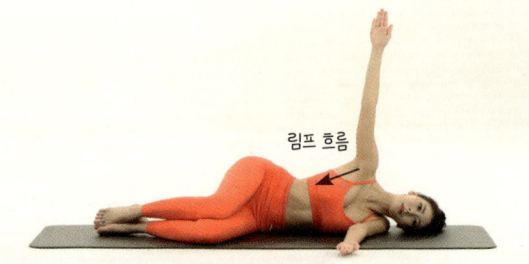

림프 흐름

**2**
숨을 마시며 팔을 머리 위로 올린다.

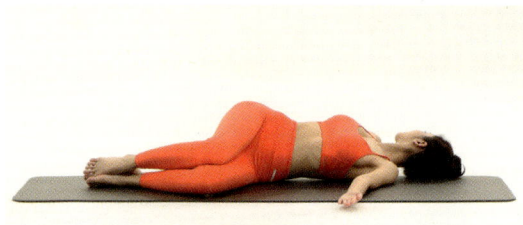

**3**
숨을 내쉬며 하체를 고정하고 상체를 트위스트한다.

**동작 활용**

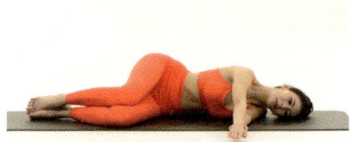

두 팔을 앞으로 편다.

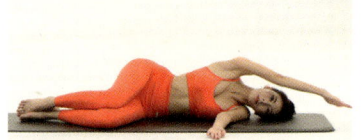

팔을 머리 위로 올린다.

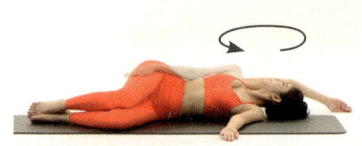

팔을 회전한다.

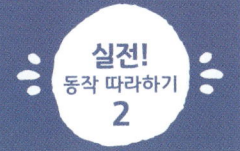

**실전! 동작 따라하기 2**

림프액 순환을 돕는 동작

6~8회 반복

# 10 목 스트레칭 Neck Stretch

**운동 효과** 목 스트레칭을 통해 얼굴에서 목까지 림프 흐름 유도

**기본 동작**

### Side to Side

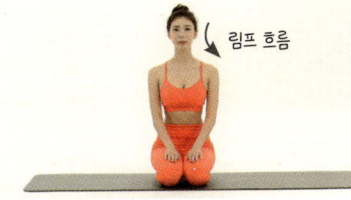

**1 시작자세**
정면을 바라본다.

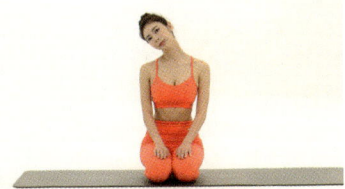

**2** 숨을 내쉬며 몸을 일직선으로 유지하고 목만 옆으로 기울인다.

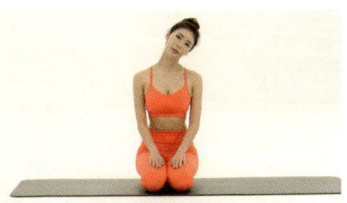

**3** 반대쪽으로 목을 기울인다.

### Flexion & Extension

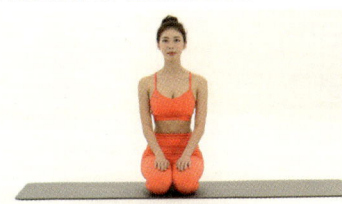

**1 시작자세**
정면을 바라본다.

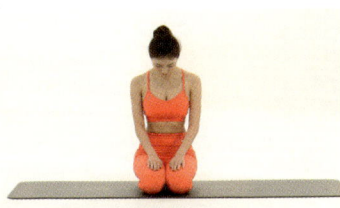

**2** 숨을 내쉬며 몸을 일직선으로 유지하고 목만 앞으로 숙인다.

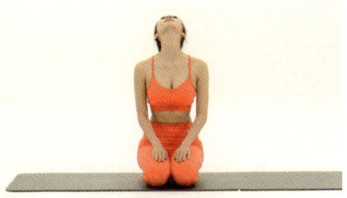

**3** 목을 뒤로 젖힌다.

**동작 활용**

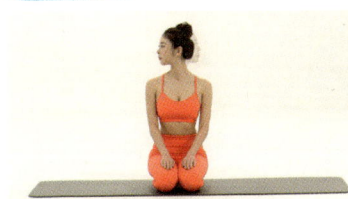

목을 좌우로 트위스트한다.

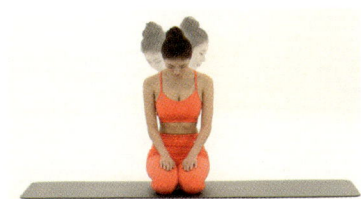

목을 360° 회전한다.

75

## 면역 필라테스

### 정리 운동

#### 정리운동, 중요해요~

정리운동은 빨라진 심박수와 혈액 순환 속도를 서서히 감소시켜 준다. 정리운동을 하지 않으면 혈액 순환 속도가 갑자기 줄어들어 근육이 굳어져 근육통이 생길 수 있으므로 본운동 후에 10분 정도 가볍게 정리운동을 하자.

긴장완화 정리운동

림프순환 정리운동

## 면역 필라테스

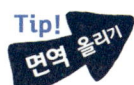 **림프 마사지 기본 법칙!**

림프는 한 방향으로 흐르기 때문에, 마사지할 때는 림프가 어느쪽 방향으로 흐르고 있는지 확인하면서 시행해야 한다. 마사지 할 때는 피부에 자극을 주지 않도록 오일이나 바디로션을 사용하는 것이 좋다.

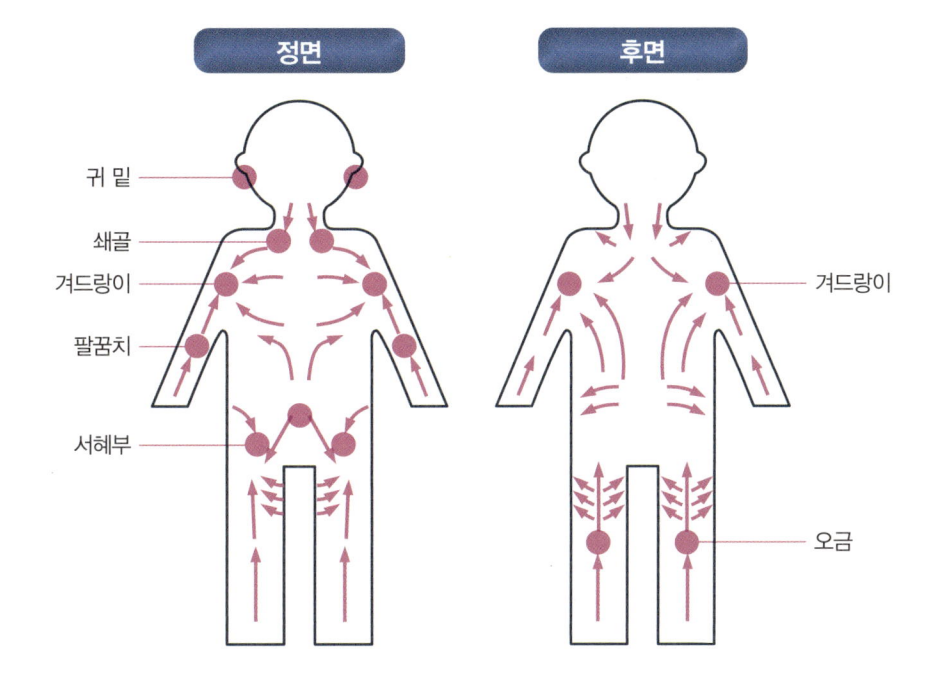

볼마사지 상체

볼마사지 하체

림프순환 스트레칭

흉식호흡 마사지

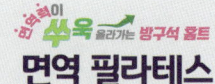

## 면역 필라테스

 **몸의 기능을 최적화하는 물 마시기**

수분은 몸의 기능을 최적화한다. 혈액은 골수에서 생성된 백혈구 등의 면역세포들이 살고 있는 곳이다. 수분은 혈액의 양을 적절히 유지하여 혈액의 순환을 돕는다. 또 면역의 통로인 림프액도 수분으로 노폐물을 처리한다. 수분을 섭취하여 1차 방어막인 피부와 점막 등을 건조하지 않게 유지하여 병원체의 감염을 막아야 한다. 하루에 7~8컵 정도 (1.5 리터) 미지근한 물을 섭취하는 것이 좋다.

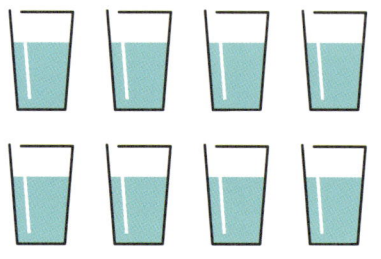

7~8 컵/일

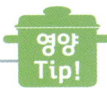

## 림프 순환에 도움을 주는 식품들

림프 순환이 좋지 않으면 부종이 쉽게 발생하므로, 림프 순환에 도움이 되는 이뇨 작용과 항산화력이 높은 식품을 섭취하여 면역력을 높이자!

### – 이뇨 작용을 유도하는 12가지 음식

이뇨 작용에 도움을 주는 식품은 신체의 체액 및 전해질의 균형 유지에 필요한 성분인 수분과 칼륨, 과잉된 나트륨을 제거하는 데 도움을 주는 무기질 등을 함유하고 있다. 레몬, 귀리, 생강, 비트, 양배추, 가지, 파슬리, 토마토, 오이, 수박, 당근, 마늘이 대표적인 식품들이다.

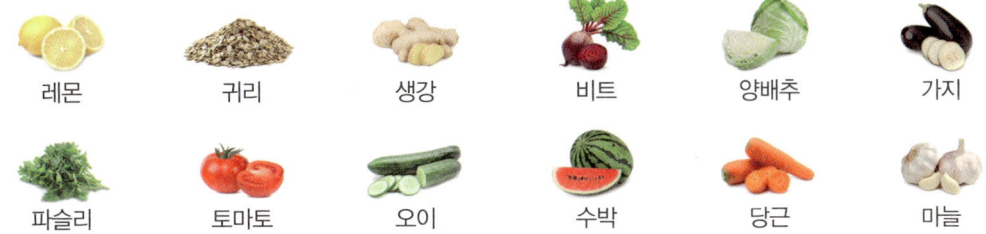

### – 항산화 작용을 유도하는 12가지 음식

항산화란 산화를 억제한다는 뜻으로, 몸에 해로운 활성산소를 막아주고 세포의 노화를 방지한다. 항산화 작용에 좋은 식품은 토마토, 검은콩, 팥, 고구마, 옥수수, 시금치, 호박, 현미, 홍시, 마늘, 된장, 견과류 등이 있다.

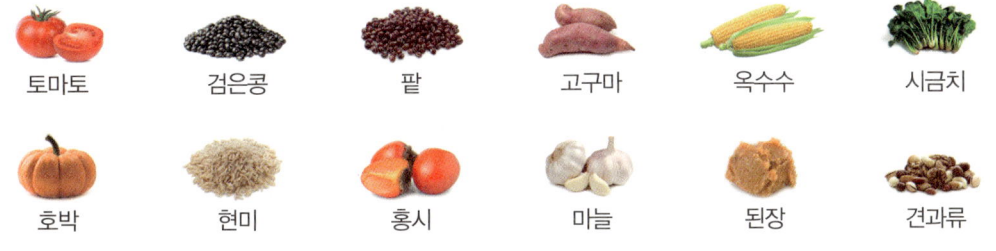

# 3 Chapter
## 면역기능을 강화하는 숙면 필라테스

수면은 운동과 함께 면역에 중요한 역할을 한다. 충분한 수면을 취하지 못하면 피로가 해소되지 않아 면역기능이 저하된다. 감기나 몸살을 앓고 있을 때 푹 자고 나면 개운했던 경험이 있을 것이다. 수면은 면역기능이 활발히 작용하도록 도와서 신체를 치유한다.

여기서 소개하는 동작들은 숙면을 유도해 면역기능을 향상시키는 것을 목표로 한다.

숙면 필라테스를 통해 숙면을 취해 보자!

### ★ 잠은 왜 자야할까?

일생의 3분의 1을 차지하는 수면은 신체의 기능을 유지하는 데 필수적이다. 수면을 통해 신체는 새로운 기억을 형성하고, 집중력을 유지하며, 뇌에 축적된 부산물을 제거한다. 수면장애는 면역력 저하뿐 아니라 고혈압, 당뇨병, 비만 등과 같은 질환의 위험도 증가시키므로 깊은 수면은 필수다.

### 잠이 보약인 6가지 이유!

성인의 적정 수면 시간은 7~8시간!
잠은 단순히 쉬는 것이 아니라 다음날 정상적인 활동을 하기 위한 몸과 마음의 피로를 회복시키는 과정이다.

1. **집중력, 기억력 향상**
2. **비만 및 당뇨 예방**
3. **안전사고 예방**
4. **행복감 증가**
5. **고혈압·심장질환 예방**
6. **면역력 강화**

## ★ 수면과 면역력은 어떤 관계?

깊은 수면은 면역력을 강화시키고 몸을 쉬게 함으로써 피로를 해소시킨다.

수면 중에는 스트레스 호르몬인 코르티솔이 감소하며, 면역계를 활성화시키는 면역물질인 사이토카인과 면역세포 증가에 도움을 주는 성장 호르몬이 분비된다.

수면을 취하는 동안에 신체는 깨어있을 때 활동하면서 손상된 조직들을 복구하고, 몸 곳곳에 축적된 노폐물을 제거한다.

한편 불규칙적인 생활로 낮과 밤이 바뀌어 체내시계(circadian rhythm)가 달라지면 면역력이 크게 약화된다. 규칙적인 수면 패턴을 유지하여 면역력을 유지하자.

면역 호르몬이 왕성하게 분비되는 밤 10시에서 새벽 2시 사이에 꼭 잠을 청하여 면역력을 강화하자!

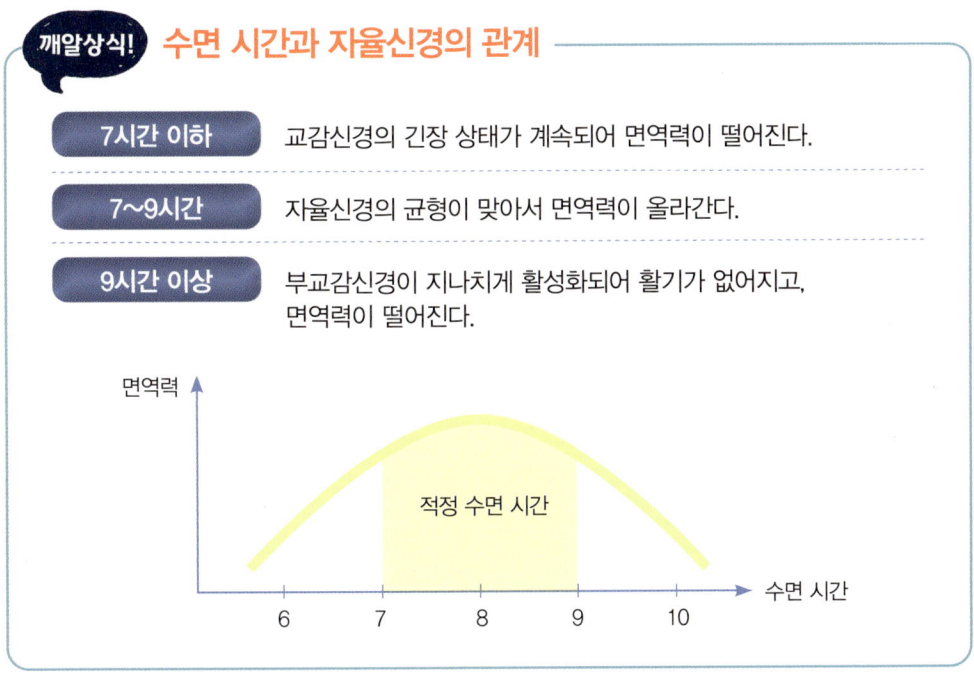

**깨알상식! 수면 시간과 자율신경의 관계**

- **7시간 이하** : 교감신경의 긴장 상태가 계속되어 면역력이 떨어진다.
- **7~9시간** : 자율신경의 균형이 맞아서 면역력이 올라간다.
- **9시간 이상** : 부교감신경이 지나치게 활성화되어 활기가 없어지고, 면역력이 떨어진다.

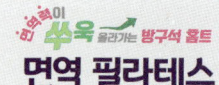
## 면역 필라테스

> **깨알상식!** 숙면 10계

❶ 일정한 시간에 잠자리에 들고 기상하는 것이 좋다.

❷ 잠을 자는 환경(조명, 습도 등)을 조절하면 숙면에 도움이 된다.

❸ 침실의 향기, 음악도 숙면에 도움을 준다.

❹ 취침 전 뜨거운 물이나 차가운 물은 교감신경을 깨워주므로 숙면을 방해한다. 잠자기 1시간 전에 미지근한 물에 샤워를 하는 것이 도움이 된다.

❺ 낮잠은 짧은 시간 동안만 취하도록 한다.

❻ 취침 전 과도한 운동은 숙면을 방해한다.

❼ 지나치거나 부족한 음식 섭취는 숙면을 방해한다.

❽ 카페인이 들어 있는 음식은 가능한 한 피하도록 한다.

❾ 취침 전 스마트폰이나 TV 시청을 하지 않는 것이 좋다. 미국 하버드 의과대학 수면 연구소에 따르면 스마트기기의 청색광을 6시간 정도 쬐었을 때 신체 리듬이 3시간 후퇴하여 잠들기가 어려워진다고 한다. 침대는 오직 잠자는 공간으로만 활용하자.

❿ 알코올은 숙면에 도움이 될 것 같지만 무호흡증을 일으켜 숙면을 방해한다. 오히려 습관화되면 알코올 의존증까지 생길 수 있다. 잠을 청하기 위한 음주는 금물~.

## 하루 30분
# 실전!
## 동작 따라하기 3

다음은 숙면을 유도하는 필라테스 동작들이다.
잠자리에 들기 전에 동작을 천천히 따라해서
숙면을 취해보도록 하자.

❶ 강아지 자세(Downward Dog)
❷ 척추 앞으로 스트레칭(Spine Stretch Forward)
❸ 공처럼 구르기(Rolling Like a Ball)
❹ 한쪽 다리 스트레칭(Single Leg Stretch)
❺ 양쪽 다리 스트레칭(Double Leg Stretch)
❻ 백조 자세(Swan)
❼ 누워서 허리 들기(Bridge)
❽ 다리 벌리고 모으기(Leg Open & Close)
❾ 숫자 4 스트레칭(Piriformis Stretch)
❿ 발 스트레칭(Foot Stretch)

[효과]
- 사용 빈도가 낮은 근육의 스트레칭을 통해 심신 균형
- 전신 균형 발달

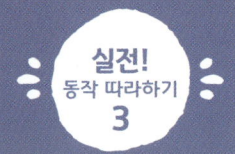

## 숙면을 유도하는 동작

4~6회 반복

# 01 강아지 자세 Downward Dog

**운동 효과** 사용 빈도가 낮은 근육의 스트레칭을 통한 심신 균형, 전신 균형 발달, 종아리 및 햄스트링 이완

**기본 동작**

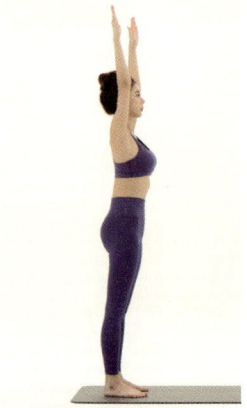 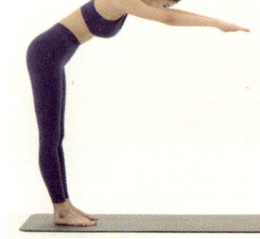 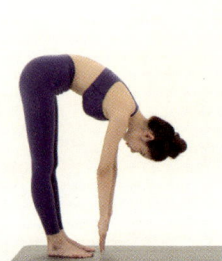 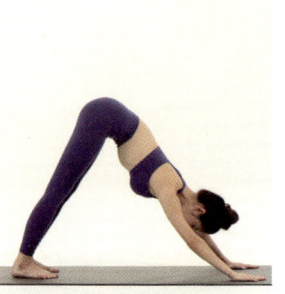

**1 시작자세**
매트 위에 서서 두 팔을 천장으로 편다.

**2**
숨을 내쉬며 척추를 분절하며 상체를 숙인다.

**3**
숨을 내쉬며 손을 매트에 짚고 다리와 등을 펴준다.

**동작 활용**

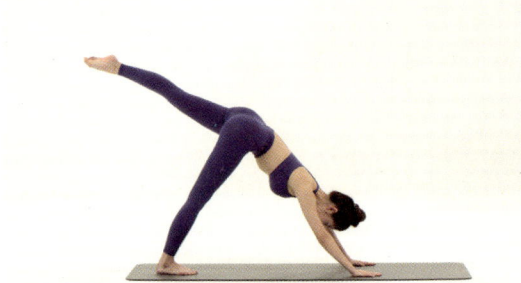 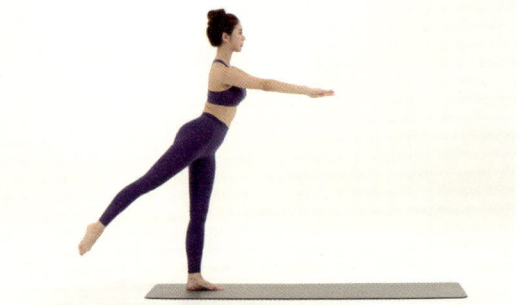

위 3번 동작에서 한 다리를 뒤로 든다.

두 팔을 들고 한 다리를 뒤로 든다.

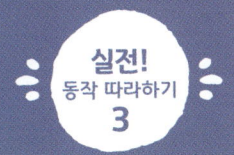

**실전! 동작 따라하기 3**

숙면을 유도하는 동작

4~6회 반복

## 02 척추 앞으로 스트레칭 Spine Stretch Forward

**운동 효과**  스트레칭을 통한 심신 균형 유도, 척추 유연성 향상

**기본 동작**

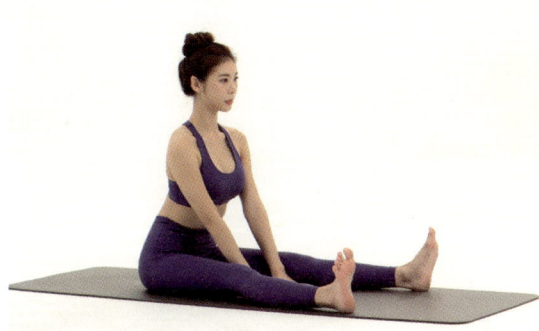

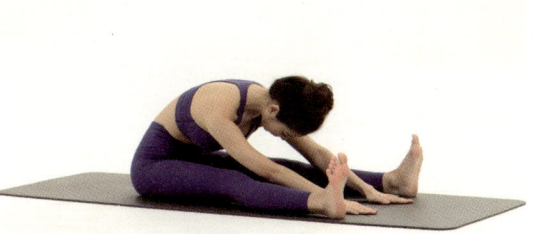

**1 시작자세**
앉은 자세에서 두 다리를 어깨너비로 벌린다.
숨을 마시며 두 손을 다리 사이에 위치한다.

**2**
숨을 내쉬며 복부를 수축하며
상체를 앞으로 이동한다.

**동작 활용**

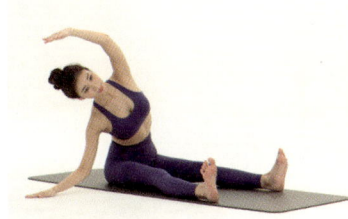
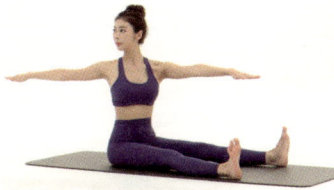
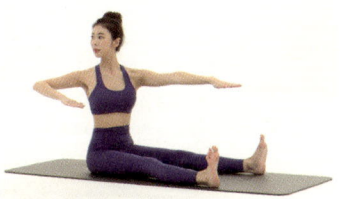

상체를 옆으로 기울여
척추를 늘여준다.

두 팔을 벌려 상체를 회전하며
척추를 트위스트한다.

한쪽 팔꿈치를 구부려 상체를
회전하며 척추를 트위스트한다.

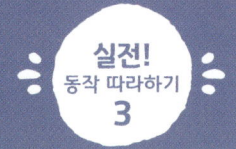

실전! 동작 따라하기 3

숙면을 유도하는 동작

4~6회 반복

## 03 공처럼 구르기 Rolling Like a Ball

**운동 효과**  잘 사용하지 않는 근육 스트레칭을 통한 심신의 균형, 코어 안정화, 균형감 및 유연성 향상

**기본 동작**

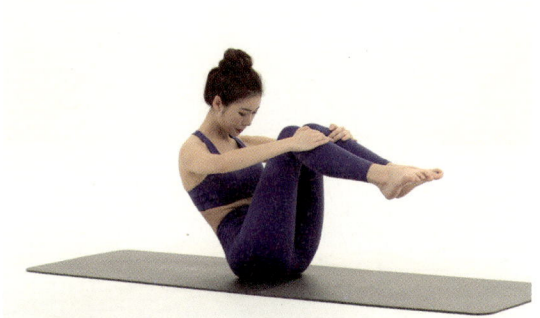

**1 시작자세**
등을 둥글게 곡선을 유지하고
무릎을 구부려서 다리를 잡는다.

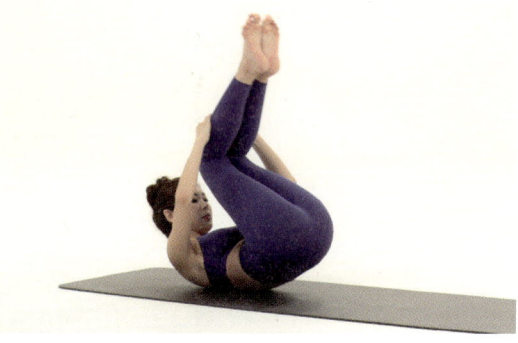

**2**
숨을 마시며 복부를 수축하여 뒤로 구른다.
이때 머리가 매트에 닿지 않는다.

**동작 활용**

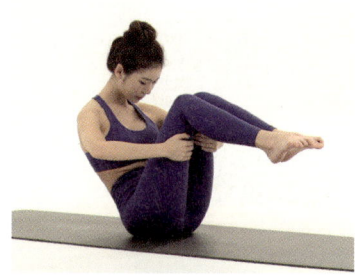

허벅지를 잡고 동작한다.

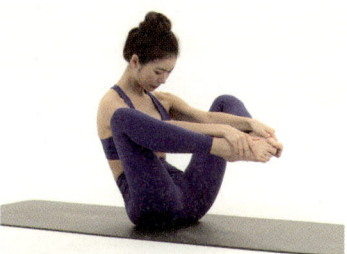

발등을 잡고 동작한다.

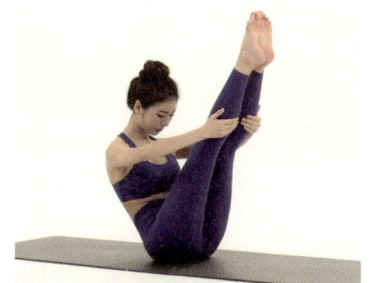

두 다리를 펴서 동작한다.

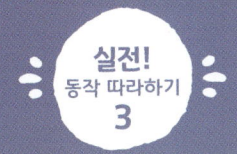

**실전! 동작 따라하기 3**

숙면을 유도하는 동작

6~8회 반복

## 04 한쪽 다리 스트레칭 Single Leg Stretch

🟠 **운동 효과** 복부 강화, 고관절 유연성 향상, 서혜부와 하지 전면부 근육의 스트레칭, 근육 긴장 완화

🟢 **기본 동작**

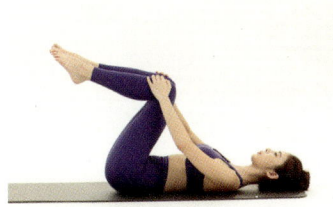
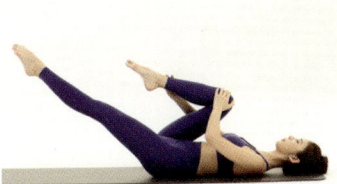
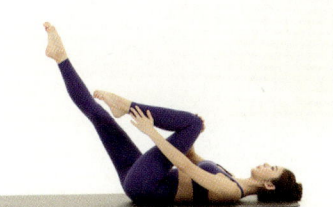

**1 시작자세**
두 무릎을 구부려 가슴으로 당기고 두 손으로 다리를 잡는다.

**2**
숨을 마시며 한쪽 다리는 구부려 가슴으로 당기고 반대쪽 다리는 대각선으로 뻗는다.

**3**
숨을 내쉬며 반대쪽 팔과 다리로 동일하게 반복한다.

🔵 **동작 활용**

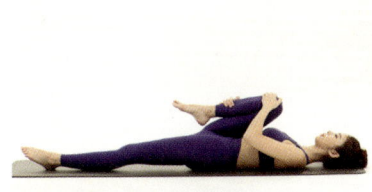
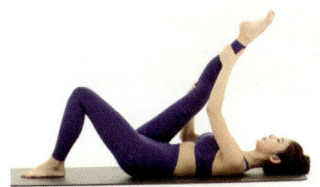
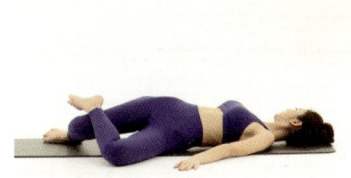

한쪽 다리를 구부려서 당겨준다.

한쪽 다리를 구부려 무릎을 세우고 반대쪽 다리를 펴서 당겨준다.

한쪽 발목을 반대쪽 대퇴에 짚고 늘여준다.

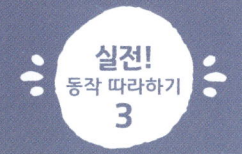

**실전! 동작 따라하기 3**

숙면을 유도하는 동작

4~8회 반복

## 05 양쪽 다리 스트레칭 Double Leg Stretch

**운동 효과**  어깨 및 골반 안정화, 복부 강화, 서혜부와 하지의 전면부 근육 스트레칭, 근육 긴장 완화

**기본 동작**

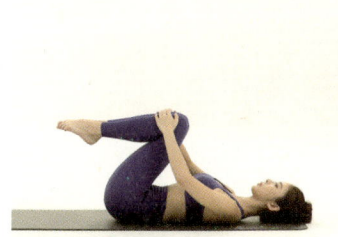

**1 시작자세**
두 무릎을 구부려 가슴으로 당기고 두 손으로 다리를 잡는다.

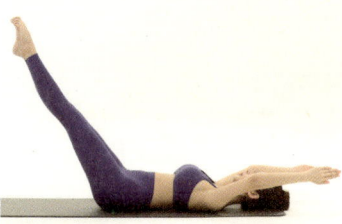

**2**
숨을 마시며 팔과 다리를 뻗는다.

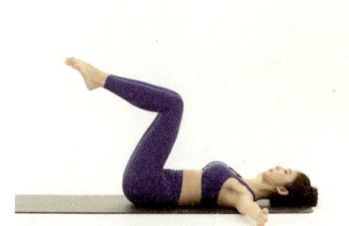

**3**
숨을 내쉬며 두 팔을 양옆으로 회전하면서 두 무릎을 구부린다.

**동작 활용**

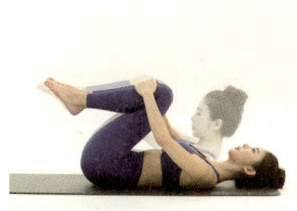

두 다리를 구부려서 잡고 상체를 든다.

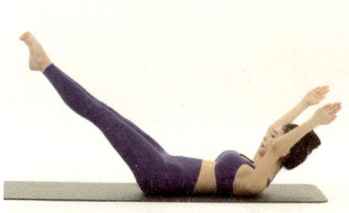

상체를 들고 팔다리를 편다.

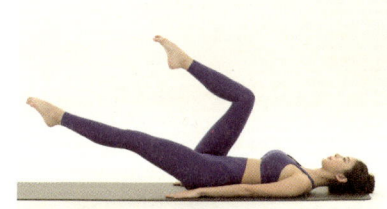

자전거 타듯이 한 다리는 구부리고 반대쪽 다리는 편다.

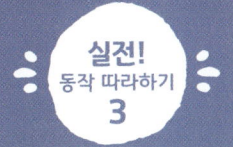

숙면을 유도하는 동작　　　　　4~6회 반복

## 06 백조 자세 Swan

**운동 효과** 활동이 부족한 등 근육 이완과 스트레칭을 통해 심신 균형 유도, 둔근 강화, 근육 밸런스 유지

**기본 동작**

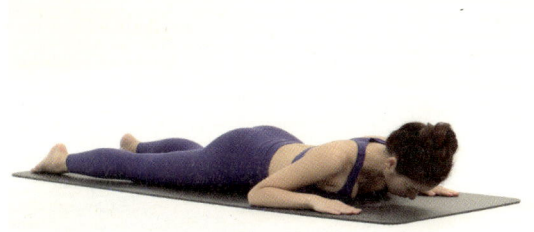
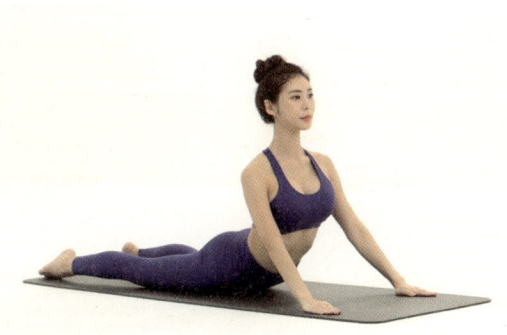

**1 시작자세**
엎드린 자세에서 다리는 어깨너비로 벌리고 팔꿈치는 구부려 바닥에 댄다.

**2**
숨을 마시며 두 손으로 바닥을 누르며 상체를 세운다.

**동작 활용**

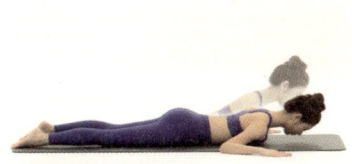
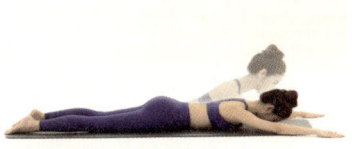
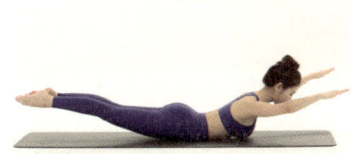

팔꿈치를 구부려 붙인 상태로 상체를 든다.

두 팔을 펴서 팔꿈치를 붙인 상태로 상체를 든다.

두 팔과 다리를 든다.

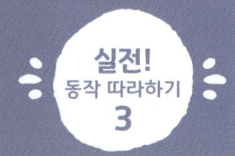

숙면을 유도하는 동작

4~6회 반복

## 07 누워서 허리 들기 Bridge

**운동 효과** 햄스트링 및 둔근 강화, 척추기립근 강화, 후면부 코어 근육의 핵심부 자극, 신체 밸런스 회복

**기본 동작**

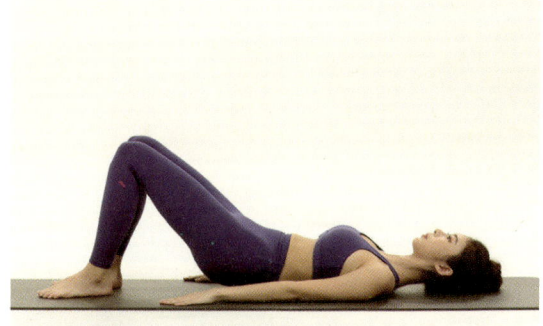

**1 시작자세**
천장을 보고 누워 무릎을 세운다.

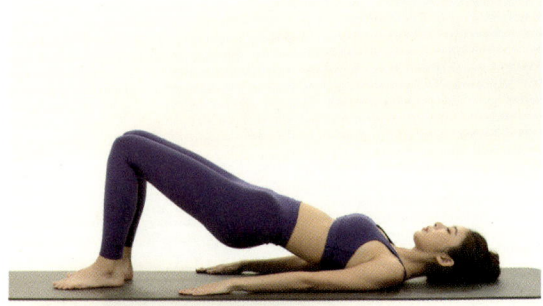

**2**
숨을 내쉬며 꼬리뼈부터 척추를 *분절하여 골반을 들어 올린다.

*분절: 경추부터 척추를 차곡차곡 말거나 펴는 동작

**동작 활용**

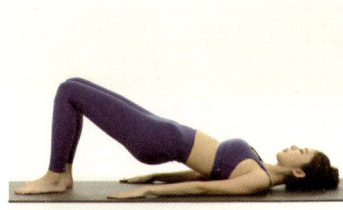

척추 분절 없이 엉덩이를 든다.

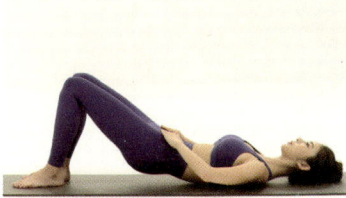

꼬리뼈만 든다.

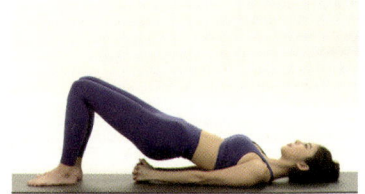

손을 허리 뒤에서 깍지 끼고 엉덩이를 든다.

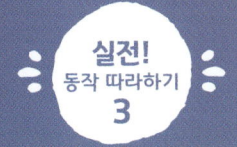

**실전! 동작 따라하기 3**

숙면을 유도하는 동작

2~4회 반복

## 08 다리 벌리고 모으기 Leg Open & Close

**운동 효과** 고관절의 내·외전 근육 이완, 복부 강화, 종아리에 쌓인 피로물질 제거, 혈액 순환 원활

**기본 동작**

**1 시작자세**
천장을 보고 누워 두 다리는 천장으로 뻗는다.

**2**
숨을 마시며 두 다리를 옆으로 벌린다.

**동작 활용**

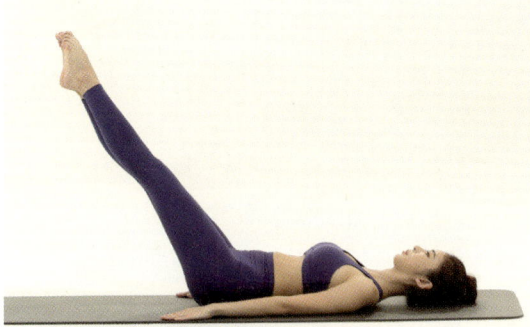

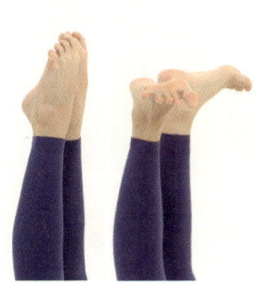

발가락 또는 발뒤꿈치로 부딪힌다.

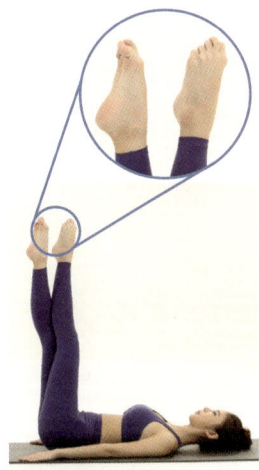

두 다리를 서로 교차한다.

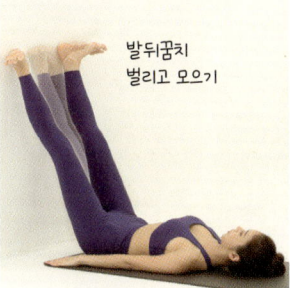

발뒤꿈치 벌리고 모으기

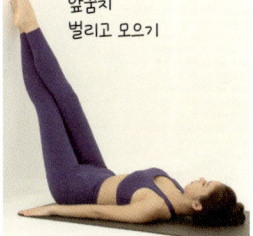

앞꿈치 벌리고 모으기

발뒤꿈치를 벽에 대고 뒤꿈치 또는 앞꿈치를 벌리고 모은다.

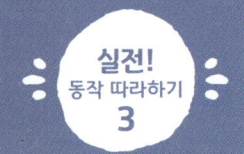

**실전! 동작 따라하기 3**

숙면을 유도하는 동작

2~4회 반복

## 09 숫자 4 스트레칭 Piriformis Stretch

**운동 효과**  이상근 및 햄스트링 유연성 향상, 대퇴골 정렬을 통한 8자 걸음 방지, 힙과 서혜부의 스트레스 감소

**기본 동작**

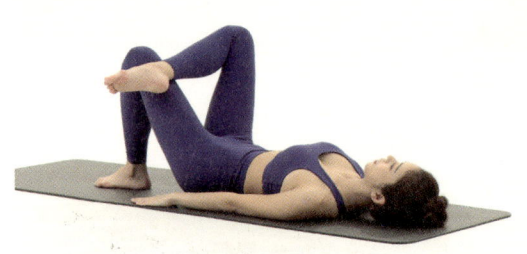

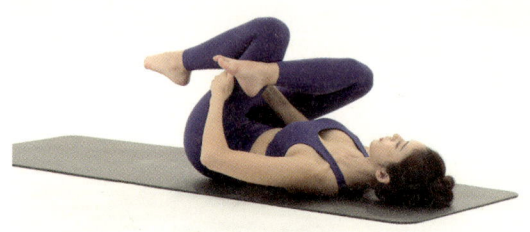

**1 시작자세**
한쪽 다리를 반대쪽 다리 위에 올린다.

**2**
숨을 내쉬며 아래쪽 다리의 허벅지 뒤쪽을 잡고 가슴으로 당긴다.

**동작 활용**

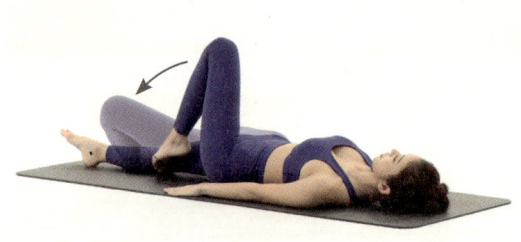

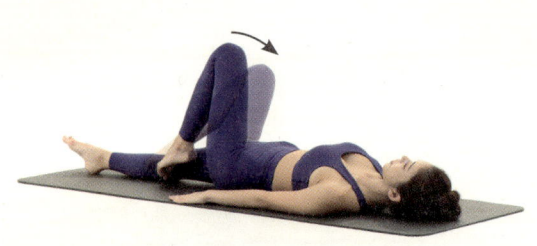

고관절을 바깥으로 벌려 회전한다.

고관절을 안쪽으로 회전한다.

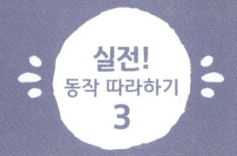

숙면을 유도하는 동작

4~6회 반복

## 10 발 스트레칭 Foot Stretch

**운동 효과** 발가락 유연성 향상, 발목 강화, 발의 피로 완화, 발가락의 미세근육 운동을 통한 신경 균형 유지

**기본 동작**

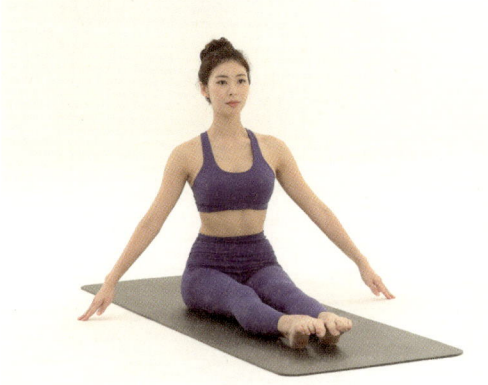

**1 시작자세**
다리를 펴서 발등을 편다.

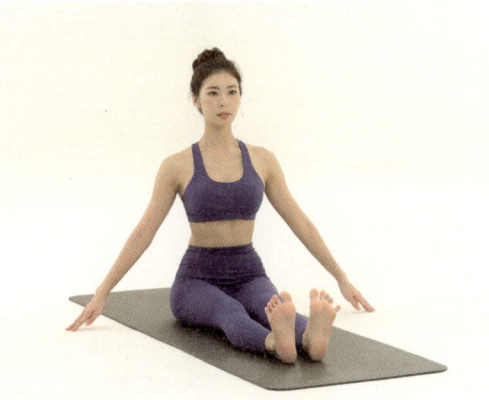

**2**
숨을 마시며 발목을 구부려 발등을 당긴다.

**동작 활용**

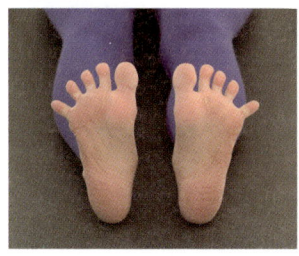

발가락을 벌려 늘여준다.

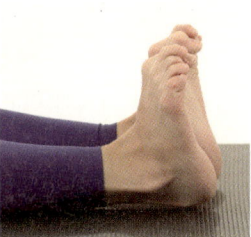

발가락만 구부린다.

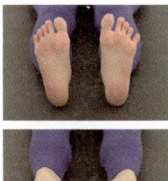
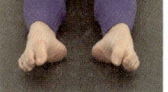
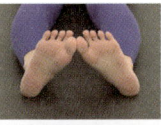
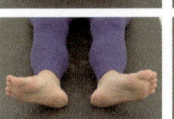
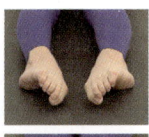
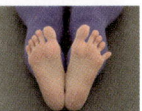

발목을 360° 돌려준다.

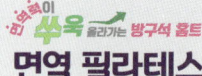
## 면역 필라테스

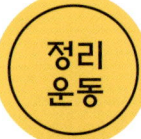
정리운동

### 정리운동, 중요해요~

정리운동은 빨라진 심박수와 혈액 순환 속도를 서서히 감소시켜 준다. 정리운동을 하지 않으면 혈액 순환 속도가 갑자기 줄어들어 근육이 굳어져 근육통이 생길 수 있으므로 본운동 후에 10분 정도 가볍게 정리운동을 하자.

긴장완화 정리운동

림프순환 정리운동

## 숙면에 도움이 되는 음식 Best 4

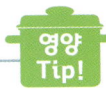
**우유**  우유에 함유된 트립토판은 진정 효과가 있어 숙면에 도움이 된다. 잠이 오지 않을 때는 우유를 따뜻하게 데워 마시는 것이 좋은데, 차가운 우유는 오히려 신경을 깨울 수 있으므로 주의해야 한다.

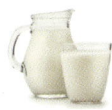
**체리**  체리에는 멜라토닌 성분이 다량으로 함유되어 있어서 천연 수면제로 각광받는다. 쥬스나 그 자체로 적당량을 섭취하면 수면에 도움이 된다.

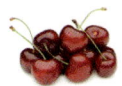
**캐모마일 차**  캐모마일 차에는 아피제닌 성분이 들어있어 진정 효과, 긴장 완화, 소화 촉진 효과가 있다. 자기 전에 향기로운 따뜻한 차를 마시며 몸과 마음을 안정시킨 후 푹 잠에 빠져보자.

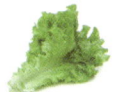
**상추**  수많은 상추의 효능 중 가장 탁월한 것은 풍부하게 함유된 멜라토닌의 작용으로 인한 수면 유도이다. 상추의 락투세린과 락투신 성분은 몸과 마음을 안정시키고 스트레스를 완화하는 효과도 있다. 식사 시에 몸에 좋은 상추를 매일 조금씩 곁들여보자.

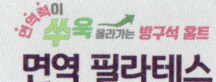
## 면역 필라테스

**이 장을 나가며**

　지금까지 우리 몸의 면역력을 강화시키는 운동법과 영양소 등을 살펴보았다. 무엇보다도 성장기 때부터의 건강 관리가 중요하다. 일반적으로 12세에 면역기능이 최상의 상태이기 때문에 이 시기부터 최적의 영양 상태를 유지하고, 충분한 수면을 취하며, 적절한 유산소 운동을 하고 스트레스를 최소화하는 것이 평생 건강한 면역력을 유지하는 데 중요하다.

　지금 여기서 규칙적이고도 적절한 운동, 균형잡힌 영양, 충분한 수면과 스트레스 조절을 통해 면역력을 강화하자.

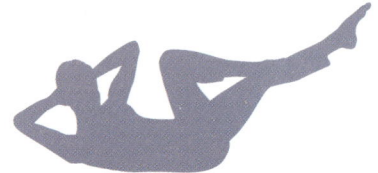

## 면역 필라테스 저자

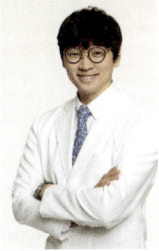

**채용현**
- 연세대학교 의과대학 대학원 졸업(의학석사)
- 강남연세새봄의원 호르몬 클리닉 원장
- USPTA, Level II, 퍼스널 트레이너
- 국내 대기업 총수 및 연예인 면역 및 건강관리

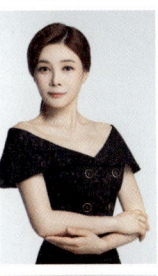

**박지윤**
- AIO 필라테스 원장
- 경희대학교 체육대학원 박사과정
- 대한필라테스연합회 상임이사
- 한국무용학회 이사

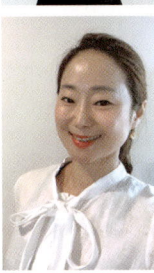

**이선주**
- 서울시립대학교 일반대학원 체육학 박사 Ph.D
- 서울시립대학교, 강원대학교 출강
- UOS PILAYOGA 대표
- 서울시장애인체육회 필라테스 지도자

## 면역 필라테스 감수

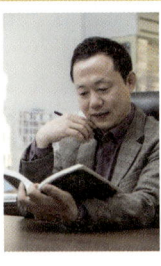

**황선환**
- 서울시립대학교 스포츠과학과 교수
- 미국조지아대학교 여가학 박사
- 서울대학교 체육교육과 학사·석사 졸업
- 바른체육교수모임 대표

## 면역 필라테스 동작 모델

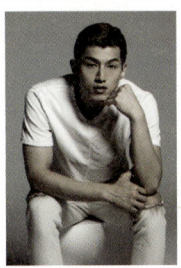

**강천일**

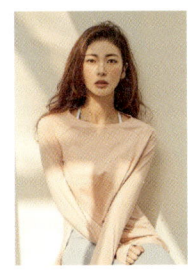

**김은정**

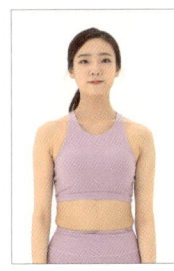

**고지민**